U0278146

北京市惠民医药卫生事业发展基金会 ◎ 组织编写

# 常见病中成药 临床合理使用丛书

# 肝胆科 分册

丛书主编◇张伯礼　高学敏

分册主编◇杨华升

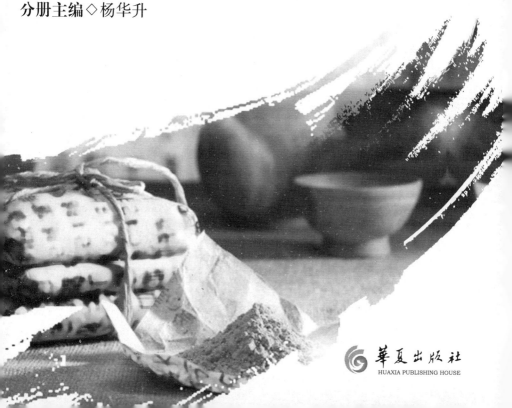

华夏出版社

HUAXIA PUBLISHING HOUSE

# 常见病中成药临床合理使用丛书
## 编委会名单

**总　策　划**　惠鲁生

**主　　　编**　张伯礼　高学敏

**专家顾问**（以姓氏笔画为序）

马　融　冯兴华　安效先　刘清泉

孙树椿　肖承悰　李曰庆　李书良

李乾构　李博鉴　林　兰　季绍良

陈淑长　姜　坤　姜良铎　聂莉芳

晁恩祥　钱　英　高建生

**编　　　委**　钟赣生　张德芹　王　淳　王　茜

金　轶

# 《肝胆科分册》编委会名单

主　编　杨华升

副主编　李秀惠　汪晓军　杨　薇

编　委　李晶滢　金爱华　路　宽
　　　　冯丽丽　吉　杉

**杨华升**　医学博士，主任医师，首都医科大学附属北京佑安医院中西医结合中心副主任，硕士生导师，国家第四批名老中医优秀学术继承人，北京市中医药人才，北京市委组织部优秀人才，北京市卫生系统高层次卫生技术人才，北京市中西医结合肝病学会委员。主要致力于肝硬化、肝癌、慢性病毒性肝炎及自身免疫性肝病的中西医结合临床研究，主持多项国家级课题，发表论文 40 余篇。

# 序

　　中医药作为我国重要的医疗卫生资源，与西医药优势互补，相互促进，共同维护和增进人民健康，已经成为中国特色医药卫生事业的重要特征和显著优势。中医药临床疗效确切、预防保健作用独特、治疗方式灵活多样、费用较为低廉，具有广泛的群众基础。基层是中医药服务的主阵地，也是中医药赖以生存发展的根基，切实提高城乡基层中医药服务能力和水平，有利于在深化医改中进一步发挥中医药作用，为人民群众提供更加优质的中医药服务。

　　近年来，北京市惠民医药卫生事业发展基金会致力于"合理使用中成药"公益宣传活动，继出版《中成药临床合理使用读本》、《常见病中成药合理使用百姓须知》之后，又出版《常见病中成药临床合理使用丛书》，旨在针对常见病、多发病，指导基层医务工作者正确使用中成药，并可供西医人员学习使用，以实现辨证用药、安全用药、合理用药。

　　相信该丛书的出版发行，有利于促进提升城乡基层中医药服务能力和水平，推动中医药更广泛地进乡村、进社会、进家庭，让中医药更好地为人民健康服务。

王国强

2014 年 2 月 20 日

# 前言 Preface

　　肝胆疾病为我国临床常见病、多发病，由于我国特定的国情及饮食习惯、卫生习惯等，造成我国肝胆病发病率居高不下的特点，加之我国人口众多，各种肝胆疾病患者人数保守估计约超过两亿。另外，我国施行中西医并存、中西医结合的卫生路线以及诸多原因，造成各种肝胆疾病在绝大多数医院并没有相对应的医学专科，这些疾病分属于传染病科、消化科、风湿免疫科、肝胆外科等临床科室，造成患者在就诊时存在一定的困难。中医学认为肝胆相表里，"肝胆相照"这一成语也为我国百姓所熟知，临床上肝胆疾病常常伴发且相互影响。中医药治疗肝胆病历史悠久且疗效卓著，逐渐形成了一大批疗效可靠的中成药，然而面对众多的中成药，临床如何选用则成为临床工作者和患者的一大难题。

　　为了配合推进国家医疗制度改革、深入贯彻国家基本药物制度、更好地促进国家基本药物的合理应用，北京市惠民医药卫生事业发展基金会基于"合理使用中成药"公益宣传活动项目，组织编写了《常见病中成药临床合理使用丛书》，该丛书是继《中成药临床合理使用读本》之后的又一力作。其中，《肝胆科分册》选择肝胆系统临床常见病、多发病，如慢性肝炎、肝硬化、原发性肝癌、脂肪肝、胆结石、胆囊炎等，以西医病名为纲、中医证候为目，详细介绍了具体病种的中成药辨证论治规律和方法，很好地体现了辨病论治与辨证论治相结合的原则，既有传统中医理论

1

的指导，又有现代应用研究的支持，为临床合理使用中成药提供了确切的依据。本书的问世会对广大临床医师提供科学的指导，使运用中成药治疗肝胆疾病更加有针对性和可靠性。

该丛书以《国家基本药物目录》《国家基本医疗保险、工伤保险和生育保险药品目录》及《中华人民共和国药典》的品种为依据，选择了对肝胆疾病疗效确切的中成药。这些药品具有品种丰富、覆盖面广、兼顾临床常见的多种证型、疗效确切、副作用少的特点。为便于全面掌握所选用中成药的知识，该书详细介绍了所选中成药品种的处方、功能与主治、用法与用量、注意事项，及部分药物的药理毒理、临床报道等内容，并附有常用中成药简表，条目清晰，查阅方便。

该丛书以临床实用为特点，以安全合理使用中成药为宗旨，针对当前 70% 的中成药为西医医师所开具的现状，主要面向西医医师和广大基层医务工作者，密切结合临床，将大大提高广大医师学中医药、懂中医药、用中医药的能力。该丛书的出版将为促进中成药的合理使用、提升患者健康水平、推动中医药事业的发展做出新的贡献！

杨华升

2014 年 12 月

# 目录 Contents

# 慢性肝炎

慢性肝炎是指由不同病因引起的，如感染肝炎病毒（乙肝病毒、丙肝病毒等）、长期饮酒、服用肝毒性药物等，病程至少持续6个月的肝脏炎症和坏死。临床可有相应的症状、体征和生化检查异常，也可以无明显症状，仅有肝组织坏死和炎症。病程呈波动性或持续进展性，如不进行适当的治疗，部分患者可进展为肝硬化。

目前，慢性肝炎的临床诊断一般按照病因或病原学分类，以下疾病出现肝脏炎症活动或肝功能异常时，可参照本章所介绍的中成药辨证用药规律进行治疗：慢性乙型肝炎，慢性丙型肝炎，酒精性肝病，自身免疫性肝病（自身免疫性肝炎、原发性胆汁性肝硬化），非酒精性脂肪肝，药物性肝损害。

注意事项：

1．各种慢性肝炎的治疗建议在病因治疗或特异性治疗的基础上配合使用中成药，中成药不是针对病因的特异性治疗，而是强调辨证论治。

2．对于病情危重达到肝衰竭诊断标准的慢性肝炎，需要住院综合治疗，单纯使用中成药可能无法达到满意的疗效。

3．对于药物性肝损害患者，在使用中成药时需慎重，避免使用可能导致或加重药物性肝损害的品种。

4．对于肝豆状核变性患者，尽量避免使用含铜元素的中药或中成药。

5．对于乙肝表面抗原携带者或乙肝病毒携带者，可密切观察病情变化或进行肝组织活检，原则上不建议治疗。

慢性肝炎是一类疾病的统称，病因不同，其临床特点、治疗方法以及预后可能有所不同，但也有共同的特征：①肝功能反复波动，迁延不愈；②肝组织均有不同程度的坏死和纤维结缔组织增生，呈现慢性纤维化；③病情发展的最终阶段均为肝硬化；④均需要保肝和抗纤维化治疗。我国常见的慢性肝炎为慢性乙型肝炎、慢性丙型肝炎、自身免疫性肝病、酒精性肝病、药物性肝损害等。

依据病情轻重，可以将慢性肝炎分为轻、中、重度以及慢性重型肝炎。①慢性肝炎轻、中度：早期症状轻微且缺乏特异性，呈波动性、间歇性，甚至多年没有任何症状，最常见的就是容易疲劳和胃部不适，容易被忽略，也容易被误认为胃病；临床经常见到隐匿性肝硬化患者，在出现肝硬化之前，没有感觉到明显不适，也没有进行常规的体检，在不知不觉中逐步发展成为肝硬化；偶有患者出现恶心、腹胀、黄疸、尿色深，仅依据症状不能判断出慢性肝炎的严重程度。②慢性肝炎重度及慢性重型肝炎：当患者尿色进行性加深，皮肤、巩膜黄染进行性加深，乏力、食欲下降越来越明显时，提示病情恶化，尤其需要警惕慢性重型肝炎的发生，慢性重型肝炎可表现为高度乏力，高度腹胀，高度黄疸以及高度食欲不振，可出现低蛋白血症，腹水、胸水，腹腔感染，凝血功能下降，上消化道出血，肝性脑病等并发症，临床上病死率较高，需要积极救治。

慢性肝炎的治疗要求医师全面评估肝脏损伤程度、病因、病情可能的复发风险、肝硬化的几率、预期疗效、医疗成本、各类药物的疗效特点与毒副作用、患者对疾病的认知程度与依从性，以及国家的医保政策等，为患者制订一个切实可行的治疗方案。慢性肝炎需要做如下检查：①肝功能：了解肝脏损伤程度；②凝血功能：对判断疾病严重程度及预后有较大价值；③肝炎病毒学指标：乙肝五项、丙肝抗体，了解有无肝炎病毒感染；④肿瘤标志物：如甲胎蛋白等，以早期发现肝癌；⑤影像学：包括腹部肝胆脾B超，必要时行腹部增强CT或MRI，以了解肝脏慢性损伤程度；⑥必要时开展肝组织活检，有助于明确肝脏损害程度及病因诊断。

慢性肝炎的治疗包括多个方面，保肝、抗纤维化是各种慢性肝炎的基本治疗方法。针对不同的病因进行治疗，是慢性肝炎治疗中最重要的原则，如对慢性乙型肝炎、慢性丙型肝炎患者进行抗病毒治疗。戒酒，停止服用损伤肝脏的药物，对于酒精性肝病以及药物性肝损害患者尤其重要，对于其他原因导致的慢性肝炎也有重要意义。慢性乙肝病毒携带者需要定期复查，通常不需要治疗。

慢性肝炎的预后差别很大，取决于病因、疾病的进展、诊断时的病变状态以及治疗是否及时和合理。慢性乙肝、慢性丙肝通过抗病毒治疗，病毒的复制得到抑制，可以控制病情进展。戒酒对酒精性肝病的发展至关重要，戒酒后经积极治疗肝病可向好转发展，若持续饮酒即使积极治疗，病情也会持续进展，成为肝硬化甚至肝癌。自身免疫性肝炎容易波动复发，远期预后较差。药物性肝损害预后较好。

## 一、中医病因病机分析及常见证型

中医学认为慢性肝炎是由于湿热毒邪蕴结体内，素有肝郁脾虚或肝肾阴虚等内在因素，或饮酒、药物及先天禀赋等原因，内外合邪，发生一系列病理变化，出现相应的临床证候。湿热毒邪深伏血分，长期留恋不易外解，致使病情缠绵难愈。

　　中医学根据病因及临床表现，可将慢性肝炎列入虚劳、积聚、黄疸、胁痛等病中。慢性肝炎常见的证型有湿热蕴结证、肝郁脾虚证、肝郁气滞证、瘀血阻络证、肝肾阴虚证、脾肾阳虚证等，临床各种证型往往互相夹杂。

## 二、辨证选择中成药

### 1. 湿热蕴结证

【临床表现】口干、口苦或口臭，脘闷，或纳呆，或腹胀，恶心或呕吐，大便秘结或黏滞不畅，甚者出现身目黄染，黄色鲜明，小便黄赤；舌苔黄腻，脉弦滑或滑数。

【辨证要点】小便黄赤，纳呆，恶心或呕吐；舌苔黄腻，脉弦滑或滑数。

【病机简析】湿热蕴结于中焦，脾胃运化失常，可导致纳呆（即食欲不振）、胃脘胀满、腹胀、恶心或呕吐症状。湿热熏蒸于脾胃，累及肝胆，以致肝失疏泄，胆液不循常道，随血泛溢，外溢肌肤，上注眼目，下流膀胱，使身目小便俱黄，而成黄疸。病情较重者可出现明显黄疸，病情轻者则以尿黄为主要表现。

　　此类患者多处于肝脏炎症活动明显阶段，通过中药清热利湿有助于控制肝脏炎症活动。

【治法】清热利湿。

【辨证选药】可选用茵栀黄口服液（颗粒）、当飞利肝宁胶囊、双虎清肝颗粒、八宝丹胶囊、苦黄注射液、肝苏丸（颗粒、胶囊、片）、垂盆草颗粒、乙肝清热解毒颗粒、茵芪肝复颗粒、茵胆平肝胶囊、茵陈五苓丸等。

　　此类中成药多以茵陈、大黄、黄芩、虎杖、栀子等药物为主，可发挥良好的清热利湿，解毒退黄的作用。

## 2. 肝郁脾虚证

**【临床表现】** 胁肋隐痛不适，情绪抑郁，纳差或食后胃脘胀满，倦怠乏力，口淡乏味，便溏不爽，嗳气，乳房胀痛或结块；舌质淡红，苔薄白或薄黄，脉弦缓。

**【辨证要点】** 情绪抑郁，纳差或食后胃脘胀满，口淡乏味，便溏不爽。

**【病机简析】** 肝郁脾虚是慢性肝炎患者的主要病机，多表现为情绪抑郁，因肝主疏泄，病久则肝失条达，不能协调脾胃正常升降。脾胃为后天之本，久病脾虚，失于运化，则表现为乏力、倦怠、食少、便溏等。

**【治法】** 疏肝健脾。此类患者多伴有情绪抑郁，除药物治疗外，对患者进行心理疏导非常重要，使用中药要尽量避免长期使用苦寒药物。

**【辨证选药】** 可选用乙肝益气解郁颗粒、利肝康片、强肝胶囊（颗粒、片）、参芪肝康胶囊（片）、肝脾康胶囊、肝达康片（颗粒）、乙肝宁颗粒等。

此类中成药常以当归、白芍、柴胡、白术等药为主，从而起到疏肝健脾的作用。

## 3. 肝郁气滞证

**【临床表现】** 两胁胀痛，善太息，嗳气稍舒，情志抑郁，胸闷，腹胀，嗳气，乳房胀痛或结块；舌质淡红，苔薄白或薄黄，脉弦。

**【辨证要点】** 情志抑郁，胸闷，腹胀，嗳气。

**【病机简析】** 肝气郁结，经气不利，故胸胁、乳房、少腹胀闷疼痛或窜动作痛。肝主疏泄，具有调节情志的功能，气机郁结，不得条达疏泄，则情志抑郁；久郁不解，失其柔顺舒畅之性，故情绪急躁易怒。气病及血，气滞血瘀，冲任不调，故月经不调或经行腹痛，气聚血结，可酿成癥瘕。

【治法】疏肝理气。此类患者除药物治疗外，应当加强对情志的疏导。

【辨证选药】可选利肝隆颗粒（胶囊）、舒肝丸（片、颗粒）、澳泰乐颗粒（胶囊）、护肝片（胶囊、颗粒）等。

此类中成药常用柴胡、郁金、茵陈等疏肝解郁，当归、白芍等养血柔肝，从而达到疏肝理气，养血柔肝的作用。

**4. 瘀血阻络证**

【临床表现】胁肋久痛，肝掌，或蜘蛛痣，或毛细血管扩张，胁下积块，面色晦暗、唇黑，出血倾向，齿衄、鼻衄；舌质紫黯，或有瘀斑瘀点，或舌下脉络增粗、迂曲，脉细涩。

【辨证要点】舌质紫黯，或有瘀斑瘀点，面色晦暗、唇黑。

【病机简析】中医学认为"久病入络"，气虚、气滞、邪阻等多种病因均可造成血行不畅，瘀血阻络。瘀血阻络可造成两个结局，一方面脏腑失于荣养，表现为神疲乏力等；另一方面，瘀血阻滞，血不归经，可以造成疼痛、出血倾向。

【治法】活血通络。此类患者除用活血化瘀药物治疗外，还应当注意补益气血以扶正。并应加强心理疏导，增加体育锻炼，以促进气血通畅。

【辨证选药】可选用复方鳖甲软肝片、扶正化瘀胶囊、鳖甲煎丸、大黄䗪虫丸、九味肝泰胶囊等。

此类中成药常选用桃仁、丹参、当归等活血化瘀，黄芪、灵芝、冬虫夏草等益气扶正，鳖甲等软坚散结，从而达到活血化瘀，软坚通络的作用。

**5. 肝肾阴虚证**

【临床表现】头晕耳鸣，腰痛或腰酸腿软，五心烦热，失眠多梦，胁肋隐痛，劳累加重，口干咽燥，时有低热；舌红少苔，脉细或细数。

【辨证要点】腰酸腿软，口干咽燥；舌红少苔，脉细或细数。

【病机简析】肝肾阴液相互资生，肝阴充足，则下藏于肾，肾阴旺盛，则上滋肝木，故有"肝肾同源"之说。在病理上，两者往往相互影响，表现为盛则同盛，衰则同衰，形成肝肾阴虚证。肾阴亏虚，水不涵木，肝阳上亢，则头晕目眩，耳鸣健忘；虚热内扰，心神不安，故失眠多梦；津不上承，则口干咽燥；筋脉失养，故腰膝酸软无力；肝阴不足，肝脉失养，致胁部隐隐作痛；阴虚生内热，热蒸于里，故五心烦热。

【治法】滋补肝肾。

【辨证选药】可选用六味地黄丸（颗粒、胶囊）、杞菊地黄丸（胶囊、片）、知柏地黄丸、复方益肝灵片（胶囊）、乙肝养阴活血颗粒、六味五灵片、肝达片、五酯颗粒（片、滴丸、微丸、胶囊）等。

此类中成药常用生地、枸杞子、山萸肉、女贞子、五味子等以滋补肝肾，丹皮、莪术等以活血通络，败酱草、知母等以清热养阴，从而达到滋补肝肾的作用。

**6. 脾肾阳虚证**

【临床表现】食少便溏或五更泻，腰痛或腰酸腿软，形寒肢冷，下肢浮肿，面色㿠白，性欲减退，小便清长或夜尿频数；舌质淡胖，苔润，脉沉细或迟。

**【辨证要点】** 食少便溏，面色㿠白；舌质淡胖，苔润，脉沉细或迟。

**【病机简析】** 脾肾阳虚不能运化水谷，气血化生不足，故面色㿠白。阳虚无以温煦形体，故畏寒肢冷。阳虚内寒，经脉凝滞，故少腹腰膝冷痛。脾肾阳虚，水谷不得腐熟运化，故大便溏薄，甚则下利清谷，五更泄泻。阳虚无以运化水湿，溢于肌肤，则面浮肢肿；停于腹内则腹胀如鼓；水湿内聚，气化不行，则小便不利。舌淡胖，苔白滑，脉沉细属阳虚水寒内蓄之象。

**【治法】** 温补脾肾。

**【辨证选药】** 可选用附子理中丸（片）、朝阳丸（胶囊）等。

此类中成药常用党参、甘草、茯苓、黄芪、白术等以健脾益气，附子、鹿茸等以温阳补肾，从而达到温补脾肾的作用。

## 三、用药注意

临床选药必须以辨证论治的思想为指导，针对不同证型，选择与其相对证的药物，才能收到较为满意的疗效。另外，应随时注意监测慢性肝炎患者的肝功能变化和影像学变化，出现重症黄疸时，建议住院治疗。患者如正在服用其他药品，应注意药品之间的相互作用；还需调节情绪，合理饮食；饮食宜清淡而富有营养，切忌肥甘厚腻食物，以防影响药效的发挥，同时又需要防止过度限制饮食造成营养不良。药品贮藏宜得当，存于阴凉干燥处，药品性状发生改变时禁止服用。药品必须妥善保管，放在儿童不能接触的地方，以防发生意外。儿童若需用药，需注意相应的药量，并必须在成人的监护下使用。对于具体药品的饮食禁忌、配伍禁忌、妊娠禁忌、病证禁忌、特殊体质禁忌、特殊人群禁忌等，各药品内容中均有详细介绍，用药前务必仔细阅读。

临床既可只见一证，也可见两证相兼或多证并现，治疗时可多法联用，处方应选药精准，剂量适当，防止过度治疗。

# 附一

## 常用治疗慢性肝炎的中成药药品介绍

### （一）湿热蕴结证常用中成药品种

### 茵栀黄口服液（颗粒）

【处方】茵陈提取物、栀子提取物、黄芩苷、金银花提取物。

【功能与主治】清热解毒，利湿退黄。有退黄疸和降低谷丙转氨酶的作用。用于湿热毒邪内蕴所致急性、迁延性、慢性肝炎和重症肝炎（Ⅰ型）。也可用于其他型重症肝炎的综合治疗。

【用法与用量】

口服液：口服。一次 10ml，一日 3 次。

颗粒剂：开水冲服。一次 6g，一日 3 次。

【注意事项】

1．寒湿所致黄疸，症见黄色晦暗，肢凉怕冷，大便溏泄者不宜用。

2．本品不宜用于肝衰竭的黄疸、梗阻性黄疸以及残留黄疸。

3．自身免疫性肝炎、原发性胆汁性肝硬化和原发性硬化性胆管炎的黄疸应慎用。

4．妊娠及哺乳期妇女慎用。

5．服药期间忌酒及辛辣之品。

**【规格】**

口服液：每支装 10ml（含黄芩苷 0.4g）。

颗粒剂：每袋装 3g。

**【贮藏】** 密封，置阴凉处。

**【临床报道】**

1．黄春林等比较了茵栀黄颗粒剂和茵栀黄注射剂治疗新生儿黄疸的成本-效果，通过比较两者治疗新生儿黄疸以及所发生的药品不良反应的直接成本、间接成本、隐性成本，评估患者的治疗效果和医疗成本。结果显示两者治疗效果无显著性差异（$P >$ 0.05）。结论：在不影响安全和疗效的前提下，用茵栀黄颗粒剂治疗新生儿黄疸比用茵栀黄注射剂费用更低[1]。

2．赵长普等观察了应用茵栀黄颗粒治疗急性黄疸型肝炎的临床疗效，将 160 例患者随机分为两组，应用茵栀黄颗粒治疗者为治疗组，应用甘草酸二铵等治疗者为对照组，治疗 4 周后分别观察两组降酶、退黄及临床疗效。结果显示治疗组在降低总胆红素（TBIL）方面的疗效显著，与对照组相比，差异有显著统计学意义（$P < 0.05$）[2]。

**【参考文献】**

[1] 黄春林，易红宇．不同剂型茵栀黄治疗新生儿黄疸的成本 - 效果分析 [J]．中国药房，2011，22（16）：1474-1476．

[2] 赵长普，党中勤，李鲜．茵栀黄颗粒治疗急性黄疸型肝炎的疗效观察 [J]．西部医学，2010，22（8）：1497-1498．

# 当飞利肝宁胶囊

**【处方】**当药、水飞蓟。

**【功能与主治】**清利湿热，益肝退黄。用于湿热郁蒸所致的黄疸，症见面黄或目黄、口苦、尿黄、纳少、乏力；急、慢性肝炎见上述证候者。

**【用法与用量】**口服。一次4粒，一日3次；或遵医嘱，小儿酌减。

**【注意事项】**忌酒及油腻食物。如正在服用其他药品，使用本品前请咨询医师或药师。

**【规格】**每粒装0.25g。

**【贮藏】**密封。

**【药理毒理】**当飞利肝宁胶囊对高脂饮食联合$CCl_4$诱导的大鼠非酒精性脂肪性肝病（NAFLD）肝纤维化具有预防作用，其机制可能与调控NAFLD进展中TGF-β1和PAI-1的表达从而抑制肝星状细胞活化、胶原增生及促进细胞外基质降解相关[1]。

**【临床报道】**

1. 王灵台等观察了当飞利肝宁胶囊治疗慢性乙型肝炎100例，结果显示当飞利肝宁胶囊总有效率为87%，服用过程中未见毒副作用及不良反应[2]。

2. 黄欣等观察当飞利肝宁胶囊治疗非酒精性脂肪性肝病（NAFLD）的临床疗效。结果：两组患者治疗前后血清丙氨酸氨基转移酶（ALT）及天冬氨酸氨基转移酶（AST）水平差异有显著性意义（$P < 0.01$）。研究证明当飞利肝宁胶囊可改善NAFLD患者的临床症状，且疗效显著[3]。

**【参考文献】**

[1] 宋海燕, 刘洋, 毛志敏, 等. 当飞利肝宁胶囊预防非酒精性脂肪性肝病大鼠肝纤维化 [J]. 中西医结合肝病杂志, 2013, 23（3）: 154-156.

[2] 王灵台, 陈建杰, 卓蕴惠, 等. 当飞利肝宁胶囊治疗慢性乙型肝炎 100 例 [J]. 中医杂志, 2004, 45（6）: 421.

[3] 黄欣, 张哲永. 当飞利肝宁胶囊治疗非酒精性脂肪性肝病 32 例临床观察 [J]. 中医杂志, 2007, 48（6）: 524-525.

## 双虎清肝颗粒

**【处方】**金银花、虎杖、黄连、瓜蒌、白花蛇舌草、丹参、野菊花、蒲公英、紫花地丁、法半夏、麸炒枳实、甘草。

**【功能与主治】**清热利湿，化痰宽中，理气活血。用于湿热内蕴所致的胃脘痞闷，口干不欲饮，恶心厌油，食少纳差，胁肋隐痛，腹部胀满，大便黏滞不爽或臭秽，或身目发黄，舌质暗，边红，舌苔厚腻，脉弦滑或弦数者；慢性乙型肝炎见上述证候者。

**【用法与用量】**开水冲服。一次 2 袋，一日 2 次，3 个月为一疗程；或遵医嘱。

**【注意事项】**脾虚便溏者慎用，忌烟酒及辛辣油腻食物。

**【规格】**每袋装 12g。

**【贮藏】**密封。

## 八宝丹胶囊

**【处方】**牛黄、蛇胆、珍珠、三七、麝香等。

**【功能与主治】**清利湿热，活血解毒，去黄止痛。用于湿热蕴结所致发热、黄疸、小便黄赤、恶心呕吐、纳呆、胁痛腹胀、舌苔黄腻或厚腻干白；或湿热下注所致尿道灼热刺痛、小腹胀痛，以及传染性病毒性肝炎、急性胆囊炎、急性泌尿系感染等见上述证候者。

**【用法与用量】** 口服，温开水送服。1～8岁，一次 0.15～0.3g（半粒至 1 粒）；8 岁以上，一次 0.6g（2 粒），一日 2～3 次。

**【禁忌】** 孕妇禁忌。

**【规格】** 每粒装 0.3g。

**【贮藏】** 密封。

**【临床报道】** 沈美蓉等观察了八宝丹胶囊治疗黄疸型病毒性肝炎的临床疗效及对肝功能等的影响，总有效率 92.9%。研究结果显示八宝丹胶囊可明显改善黄疸型病毒性肝炎患者临床症状及肝功能，退黄效果佳，无毒副作用[1]。

**【参考文献】**

[1] 沈美蓉，裴彬，李仲平. 八宝丹胶囊治疗黄疸型病毒性肝炎临床研究 [J]. 河北中医，2012，34（4）：492-494.

## 苦黄注射液

**【处方】** 苦参、大黄、大青叶、茵陈、柴胡。

**【功能与主治】** 清热利湿，疏肝退黄。主治湿热黄疸，也用于黄疸型病毒性肝炎。

**【用法与用量】** 静脉滴注。用 500ml 5% 或 10% 葡萄糖注射液稀释后使用，一次 10～60ml，一日 1 次，15 日为一疗程；重症及瘀胆型肝炎患者一次用量可增加至 60ml；或遵医嘱。

**【禁忌】** 对本品过敏者禁用。

**【注意事项】**

1．使用剂量应逐日增加，第一日 10ml，第二日 20ml，第三日 30 ~ 60ml。

2．滴速不宜过快，每分钟 30 滴，每 500ml 稀释液应在 3 ~ 4 小时缓慢滴入。

3．本品尚无妊娠期与哺乳期妇女应用的研究数据。

4．严格按照说明书使用。

5．用药期间个别患者可出现轻度消化道症状，过敏性休克、急性喉头水肿、药疹、药物热等过敏反应。

6．严重心、肾功能不全者慎用。

**【规格】**每支装 10ml。

**【贮藏】**密封，遮光。

**【药理毒理】**大鼠利胆实验表明，苦黄注射液具有良好的利胆和促进胆红素从胆汁中排泄的作用[1]。

**【临床报道】**

1．吴逢波等通过随机对照试验，评价研究质量，提取有效数据，并用 RevMan5.0 软件进行 Meta 分析，系统评价苦黄注射液与茵栀黄治疗病毒性肝炎的疗效以及安全性。系统评价结果显示，苦黄治疗病毒性肝炎的疗效优于茵栀黄，但因为纳入研究质量较低，尚需高质量、大样本、长期的随机对照试验加以验证[2]。

2．颜胜观察了苦黄注射液佐治急性黄疸型肝炎的临床效果，表明苦黄注射液佐治急性黄疸型肝炎疗效明显，且能有效下调血清中超敏 C 反应蛋白的表达[3]。

3．张玲等观察了苦黄注射液治疗高黄疸病毒性肝炎的疗效及安全性。结果：治疗组亚急性重型肝炎及慢性重型肝炎总有效率显著优于对照组，瘀胆型肝炎两组无显著差异，亚急性重型肝炎及瘀胆型肝炎总胆红素显著下降，与对照组比较有显著差异，慢性重型肝炎总胆红素下降两组无显著差异。研究表明苦黄注射液治疗高黄疸病毒性肝炎疗效显著，副作用小[4]。

**【参考文献】**

[1] 谢梅林，陈葆荃，朱路佳，等.苦黄注射液对大鼠胆汁分泌的影响 [J].苏州医学院学报，1994，14（2）：478-479.

[2] 吴逢波，苏娜，占美，等.苦黄注射液与茵栀黄比较治疗病毒性肝炎的系统评价 [J].四川医学，2011，32（12）：1867-1870.

[3] 颜胜.苦黄注射液佐治急性黄疸型肝炎 77 例临床观察 [J].中国中医急症，2012，21（1）：133-134.

[4] 张玲，钱梅艳.苦黄注射液治疗高黄疸病毒性肝炎 80 例 [J].河南中医，2011，31（4）：358-359.

## 肝苏丸（颗粒、胶囊、片）

**【处方】** 扯根菜。

**【功能与主治】** 降酶，保肝，退黄，健脾。用于慢性活动性肝炎、乙型肝炎，也可用于急性病毒性肝炎。

**【用法与用量】**

丸剂：口服。一次 2.5g，一日 3 次。

颗粒剂：口服。一次 9g，一日 3 次。

胶囊：口服。一次 5 粒，一日 3 次。

片剂：口服。一次 5 片，一日 3 次。

**【规格】**

丸剂：每袋装 2.5g。

颗粒剂：每袋装 9g。

胶囊：每粒装 0.42g，每盒装 24 粒。

片剂：每片重 0.3g。

【贮藏】密封。

【临床报道】刘以霞等观察了肝苏颗粒治疗慢性乙型肝炎的临床疗效。结论：肝苏颗粒治疗慢性乙型肝炎疗效肯定，且优于肝宁片与护肝片[1]。

【参考文献】

[1] 刘以霞，俞文军. 肝苏颗粒治疗慢性乙型肝炎临床观察 [J]. 山西中医，2011，27（12）：16-22.

## 垂盆草颗粒

【处方】鲜垂盆草。

【功能与主治】清热解毒，活血利湿。用于急、慢性肝炎湿热瘀结证。

【用法与用量】开水冲服。一次 10g，一日 2～3 次；或遵医嘱。

【禁忌】孕妇及对垂盆草颗粒过敏者禁用。

【规格】每袋装 10g。

【贮藏】密封（10℃～30℃）。

## 乙肝清热解毒颗粒

【处方】虎杖、白花蛇舌草、北豆根、拳参、茵陈、白茅根、茜草、淫羊藿、甘草、土茯苓、蚕砂、野菊花、橘红。

【功能与主治】清肝利胆，解毒逐瘟。用于肝胆湿热型急、慢性病毒性乙型肝炎初期或活动期，乙型肝炎病毒携带者。症见黄疸（或无黄疸），发热（或低热），口干、口苦或黏臭，厌油，肠胃不适等，舌质红，舌苔厚腻，脉弦滑数。

**【用法与用量】**开水冲服。一次 1 袋，一日 3 次。

**【注意事项】**

1．忌烟、酒及油腻食物。

2．脾虚便溏者慎用或减量服用。

**【规格】**每袋装 6g。

**【贮藏】**密封，置阴凉干燥处。

## 茵芪肝复颗粒

**【处方】**茵陈、焦栀子、大黄、白花蛇舌草、猪苓、柴胡、当归、黄芪、党参、甘草。

**【功能与主治】**清热解毒利湿，舒肝补脾。用于慢性乙型病毒性肝炎肝胆湿热兼脾虚肝郁证。症见右胁胀满，恶心厌油，纳差食少，口淡乏味。

**【用法与用量】**口服。一次 18g，一日 3 次，3 个月为一疗程；或遵医嘱。

**【禁忌】**孕妇禁服。

**【注意事项】**少数病例可出现恶心、腹泻，一般不影响继续治疗。

**【规格】**每袋装 18g。

**【贮藏】**密封，防潮。

## 茵胆平肝胶囊

**【处方】**茵陈、龙胆草、黄芩、猪胆膏、栀子、炒白芍、当归、甘草。

**【功能与主治】**清热，利湿，退黄。用于肝胆湿热所致的胁痛、口苦、尿黄、身目发黄；急、慢性肝炎见上述证候者。

**【用法与用量】**口服。一次 2 粒，一日 3 次。

**【禁忌】**胆道完全阻塞者忌服。

**【注意事项】**

1. 忌烟、酒及辛辣食物。

2. 不宜在服药期间同时服用滋补性中药。

3. 有高血压、心脏病、肝病、糖尿病、肾病等慢性病严重者应在医师指导下服用。

4. 服药后大便次数增多且不成形者，应酌情减量。

5. 胁痛严重或出现其他不适者，应去医院就诊。

6. 儿童、孕妇、年老体弱及脾胃虚寒者应在医师指导下服用。

7. 服药 3 天症状无缓解，应去医院就诊。

8. 对本品过敏者禁用，过敏体质者慎用。

**【规格】**每粒装 0.5g。

**【贮藏】**密封。

**【临床报道】**杨华升等观察了茵胆平肝胶囊治疗慢性乙型肝炎临床疗效。方法：将 73 例慢性乙型肝炎分为两组，治疗组 47 例用茵胆平肝胶囊治疗；对照组 26 例用复方益肝灵治疗，治疗 6 个月，观察症状和体征。结果：治疗组总有效率 85.1%，对照组总有效率 61.5%，两组比较差异非常显著（$P < 0.05$）。结论：茵胆平肝胶囊治疗慢性乙型肝炎有较好疗效，且无明显不良反应[1]。

**【参考文献】**

[1] 杨华升，金瑞，李秀惠.茵胆平肝胶囊治疗慢性乙型肝炎

疗效观察 [J]. 传染病信息，2006，19（4）：199-200.

## 茵陈五苓丸

**【处方】**茵陈、泽泻、茯苓、猪苓、炒白术、肉桂。

**【功能与主治】**清湿热，利小便。用于肝胆湿热，脾肺郁结引起的湿热黄疸，胆腹胀满，小便不利。

**【用法与用量】**口服。一次6g，一日2次。

**【注意事项】**

1．黄疸属寒湿阴黄者忌用。

2．方中含有温通、利水渗湿之品，有碍胎气，孕妇慎用。

3．服药期间饮食宜用清淡易消化之品，忌酒，忌食辛辣油腻之品。

4．忌恚怒忧郁劳碌，保持心情舒畅。

**【规格】**水丸，每20粒重1g。

**【贮藏】**密闭，防潮。

## （二）肝郁脾虚证常用中成药品种

## 乙肝益气解郁颗粒

**【处方】**柴胡（醋炙）、枳壳、白芍、丹参、黄芪、党参、黄连、橘叶、法半夏、瓜蒌、刺五加、茯苓、桂枝、决明子、山楂、五味子。

**【功能与主治】**益气化湿，舒肝解郁。用于肝郁脾虚型慢性肝炎。症见胁痛腹胀，痞满纳呆，身倦乏力，大便溏薄，舌质淡黯，舌体胖或有齿痕，舌苔薄白或白腻，脉沉弦或沉缓等。

【用法与用量】开水冲服。一次 20g，一日 3 次。

【注意事项】

1．肝胆湿热，邪实证者忌用。

2．忌烟、酒及油腻食物。

【规格】每袋装 10g。

【贮藏】密封，置阴凉干燥处。

## 利肝康片

【处方】青叶胆总苷。

【功能与主治】舒肝健脾。用于急、慢性肝炎属肝郁脾虚证者。

【用法与用量】口服，宜在饭后 30 分钟服用。薄膜衣片一次 2 片，糖衣片一次 4 片，一日 3 次。

【规格】薄膜衣片，每片重 0.36g，每盒装 24 片；糖衣片，每片重 0.2g，每瓶装 60 片（每片含獐芽菜苦苷 17.0mg）。

【贮藏】密封。

【临床报道】张华等观察了利肝康片治疗慢性乙型肝炎 41 例的临床疗效，并与常规的保肝综合治疗对比分析。研究表明利肝康片能改善肝功能，对 HBV-DNA 复制有一定的抑制作用[1]。

【参考文献】

[1] 张华，韩蓓．利肝康治疗慢性乙型肝炎的疗效观察 [J]．中国社区医师（医学专业半月刊），2009，1（9）：23．

## 强肝胶囊（颗粒、片）

【处方】茵陈、板蓝根、当归、白芍、生黄芪、党参、山药、黄精、丹参、地黄、郁金、神曲、山楂、泽泻、秦艽、甘草。

**【功能与主治】**健脾疏肝，清利湿热，益气养血。用于慢性肝炎、早期肝硬化、脂肪肝、中毒性肝炎等，亦用于肝郁脾虚、湿热蕴结所致的两胁胀痛、乏力、脘痞、腹胀、面色无华、腰膝酸软。

**【用法与用量】**

胶囊：饭后口服。一次3粒，一日3次。

颗粒剂：温开水冲服。一次1袋，一日2次。

片剂：口服。薄膜衣片一次4片，一日2次。

每服6日停1日，8周为一疗程，停1周，再进行第二疗程。

**【注意事项】**

1．有胃、十二指肠溃疡或高酸性慢性胃炎者应减量服用。

2．妇女经期可暂停服用。

3．忌酒及辛辣、油腻食物。

4．有文献报道服用强肝胶囊可引起晕厥。

**【规格】**

胶囊：每粒装0.4g。

颗粒剂：每袋装5g。

片剂：薄膜衣片，每片重0.5g。

**【贮藏】**密封。

**【临床报道】**

1．古赛等观察了强肝胶囊治疗非酒精性脂肪性肝纤维化的疗效。研究结果显示强肝胶囊不仅改善患者临床症状及肝功能，而且具有明显改善肝脏纤维化程度的作用，是治疗非酒精性脂肪性肝纤维化的有效药物之一[1]。

2．刘艳红等比较了核苷（酸）类抗病毒药物单用和联合强肝胶囊两种方法对乙型肝炎抗肝纤维化的疗效。结果：强肝胶囊有改善肝纤维化的作用，联合抗病毒药物可以明显减轻肝纤维化程度[2]。

**【参考文献】**

[1] 古赛，黄秒兴，吕发金，等.强肝胶囊治疗非酒精性脂肪性肝纤维化的临床研究 [J].中西医结合肝病杂志，2011，21（2）：68-70.

[2] 刘艳红，章秀丽，陈少文，等.强肝胶囊联合核苷（酸）类抗病毒药物对乙型肝炎抗肝纤维化患者的疗效 [J].中国老年学杂志，2011，31（7）：2447-2448.

## 参芪肝康胶囊（片）

**【处方】** 当归、党参、水飞蓟、五味子、茵陈、黄芪、刺五加浸膏。

**【功能与主治】** 祛湿清热，调和肝脾。用于湿热内蕴、肝脾不和所致的急、慢性肝炎。

**【用法与用量】**

胶囊：口服。一次5粒，一日3次。

片剂：口服。一次5片，一日3次。

**【注意事项】** 孕妇慎服。

**【规格】**

胶囊：每粒装0.4g。

片剂：每片重0.42g。

**【贮藏】** 密封。

## 肝脾康胶囊

**【处方】**柴胡、黄芪、青皮、白芍、白术、板蓝根、姜黄、茯苓、水蛭、三七、郁金、鸡内金、熊胆粉、水牛角浓缩粉。

**【功能与主治】**舒肝健脾，活血清热。用于肝郁脾虚、余热未清证，症见胁肋胀痛、胸脘痞闷、食少纳呆、神疲乏力、面色晦暗、胁下积块，以及慢性肝炎、早期肝硬化见上述证候者。

**【用法与用量】**餐前半小时口服。一次5粒，一日3次，3个月为一疗程；或遵医嘱。

**【禁忌】**孕妇禁用。

**【规格】**每粒装0.35g。

**【贮藏】**密封。

## 肝达康片（颗粒）

**【处方】**北柴胡（醋炙）、白芍（醋炙）、当归（酒炙）、茜草、白术（麸炒）、茯苓、鳖甲（醋炙）、湘曲、党参、白茅根、枳实（麸炒）、青皮（炒）、砂仁、地龙（炒）、甘草。

**【功能与主治】**疏肝健脾，化瘀通络。用于慢性乙型肝炎（慢性活动性及慢性迁延性肝炎）具肝郁脾虚兼血瘀证者，证候特点为：疲乏纳差，胁痛腹胀，大便溏薄，胁下痞块，舌色淡或色黯有瘀点，脉弦缓或涩。

**【用法与用量】**

片剂：口服。一次8～10片，一日3次，1个月为一疗程，可连续使用3个疗程。

颗粒剂：开水冲服。一次1袋，一日3次，1个月为一疗程，可连续使用 3 个疗程。

**【禁忌】** 孕妇慎用，肝阴不足所致胁痛者慎用。

**【注意事项】** 忌酒及生冷、辛辣、刺激食物。偶见服药后腹胀、恶心，停药后症状可消失。

**【规格】**

片剂：每素片重 0.3g，含生药 1.04g。

颗粒剂：每袋装（1）4g，（2）8g。

**【贮藏】** 密封。

**【药理毒理】** 大鼠试验结果表明，本品能降低 DMN（二甲基亚硝胺）致肝损伤模型大鼠血清透明质酸、Ⅲ 型前胶原、层粘连蛋白及肝组织羟脯氨酸水平[1]。对实验性大鼠肝损伤模型具有明显改善肝功能的作用[2]。

**【参考文献】**

[1] 柳成刚，王晓丽，姜德友，等.肝达康对 DMN 致肝损伤大鼠血清透明质酸、Ⅲ 型前胶原、层粘连蛋白及肝组织羟脯氨酸水平的影响 [J].中医药学报，2012，40（4）：36-38.

[2] 柳成刚，王晓丽，姜德友，等.肝达康对 DMN 致大鼠肝损伤血清 ALT、AST、TBIL、TP 及 ALB 的影响 [J].中医药信息，2012，29（4）：74-76.

## 乙肝宁颗粒

**【处方】** 黄芪、白花蛇舌草、茵陈、金钱草、党参、蒲公英、制何首乌、牡丹皮、丹参、茯苓、白芍、白术、川楝子。

**【功能与主治】** 补气健脾，活血化瘀，清热解毒。用于慢性肝炎属脾气虚弱、血瘀阻络、湿热毒蕴证，症见胁痛、腹胀、乏力、尿黄；对急性肝炎见上述证候者亦有一定疗效。

**【用法与用量】**口服。一次1袋，一日3次；儿童酌减。治疗慢性肝炎3个月为一疗程。

**【注意事项】**服药期间忌食油腻、辛辣食物。

**【规格】**每袋装（1）17g，（2）3g（无蔗糖）。

**【贮藏】**密封。

### （三）肝郁气滞证常用中成药品种

## 利肝隆颗粒（胶囊）

**【处方】**板蓝根、茵陈、郁金、五味子、甘草、当归、黄芪、刺五加浸膏。

**【功能与主治】**疏肝解郁，清热解毒，益气养血。用于急、慢性肝炎，迁延性肝炎，慢性活动性肝炎；对血清谷丙转氨酶、麝香草酚浊度、黄疸指数均有显著的降低作用；对乙型肝炎表面抗原转阴有较好的效果。

**【用法与用量】**

颗粒剂：开水冲服。一次10g，一日3次；小儿酌减。

胶囊：口服。一次2～4粒，一日3次。

**【注意事项】**忌烟酒及辛辣油腻食品。

**【规格】**

颗粒剂：每袋装10g。

胶囊：每粒装0.3g。

**【贮藏】**密封。

**【临床报道】**舒德云观察了利肝隆胶囊治疗脂肪肝的疗效。方法：将 136 例患者随机分为治疗组和对照组，治疗组 68 例，在对照组基础上予利肝隆胶囊治疗；对照组 68 例，仅用一般治疗，疗程均为 3 个月。结论：利肝隆胶囊治疗脂肪肝具有较好疗效[1]。

**【参考文献】**

[1] 舒德云. 利肝隆胶囊治疗脂肪肝 68 例疗效观察 [J]. 实用肝脏病杂志，2005，8（3）：161-162.

# 舒肝丸（片、颗粒）

**【处方】** 川楝子、酒白芍、延胡索（醋制）、枳壳、片姜黄、沉香、厚朴、陈皮、朱砂、砂仁、豆蔻、茯苓、木香。

**【功能与主治】** 舒肝和胃，理气止痛。用于肝郁气滞，胸胁胀满，胃脘疼痛，嘈杂呕吐，嗳气泛酸。

**【用法与用量】**

丸剂：口服。大蜜丸一次 1 丸，水蜜丸一次 4g，水丸一次 2.3g，一日 2 ~ 3 次。

片剂：口服。一次 4 片，一日 2 次。

颗粒剂：温开水或姜汤送服。一次 1 袋，一日 2 次。

**【禁忌】** 孕妇慎用。

**【注意事项】**

1．本品含朱砂，不可过量、久服，肝肾功能不全者慎用。

2．应保持心情舒畅，忌郁闷、恼怒。

**【规格】**

丸剂：大蜜丸，每丸重 6g；水蜜丸，每 100 丸重 20g；水丸，每 20 丸重 2.3g。

片剂：每素片重 0.6g。

颗粒剂：每袋装 3g。

【贮藏】密封。

## 澳泰乐颗粒（胶囊）

【处方】返魂草、郁金、白芍、黄精（蒸）、麦芽。

【功能与主治】舒肝理气，清热解毒。用于肝郁毒蕴所致的胁肋胀痛、口苦纳呆、乏力，慢性肝炎见上述证候者。

【用法与用量】

颗粒剂：开水冲服。一次 1 袋，一日 3 次。

胶囊：口服。一次 4 粒，一日 3 次。

【注意事项】忌酒及辛辣油腻食物。

【规格】

颗粒剂：每袋装（1）5g，（2）15g。

胶囊：每粒装 0.35g。

【贮藏】密封。

## 护肝片（颗粒、胶囊）

【处方】柴胡、茵陈、板蓝根、五味子、猪胆粉、绿豆。

【功能与主治】疏肝理气，健脾消食。具有降低转氨酶作用。用于慢性肝炎及早期肝硬化。

【用法与用量】

片剂：口服。一次 4 片，一日 3 次。

颗粒剂：口服。规格（1）一次 1.5g，规格（2）一次 2g，一日 3 次。

胶囊：口服。一次 4 粒，一日 3 次。

**【注意事项】**

1. 本品药性偏寒，脾胃虚寒者不宜用。

2. 本品降酶时，一般疗程为1个月，在血清丙氨酸氨基转移酶（ALT）又称谷丙转氨酶（GPT）指标下降时，应注意血清天门冬氨酸氨基转移酶（AST）又称谷草转氨酶（GOT）是否下降，并全面观察肝功能及相应体征是否好转，以免延误病情。

3. 如果肝功能全面好转，需停用本药品时应递减剂量，不宜骤停，以免ALT反跳。

4. 重症肝炎、肝衰竭及肝硬化失代偿期患者不宜用。

5. 服药期间应绝对戒酒。

**【规格】**

片剂：（1）糖衣片，片芯重0.35g；（2）薄膜衣片，每片重0.36g；（3）薄膜衣片，每片重0.38g。

颗粒剂：每袋装（1）1.5g，（2）2g。

胶囊：每粒装0.35g。

**【贮藏】**密封。

**【临床报道】**

1. 陈治安等观察了护肝片对抗结核药物所致肝损害的预防作用。研究结果表明护肝片预防抗结核药物所致肝损害有显著疗效且安全[1]。

2. 张庆等观察了应用护肝片提高肝移植受者全血他克莫司（FK506）药物浓度的疗效。方法：将56例肝移植术后长期服用FK506的受者作为研究对象，FK506和护肝片同时服用的受者为试验组（27例），单纯口服FK506的受者为对照组（29例）。将两组全血FK506浓度及肝、肾功能作为临床评价指标，结果表明FK506

和护肝片合用对肝、肾功能指标无明显不良影响，护肝片能明显提高他克莫司药物浓度[2]。

**【参考文献】**

[1] 陈治安，向恩．护肝片预防抗结核药物所致肝损害的临床观察 [J]．中国现代药物应用，2010，4（9）：171-172．

[2] 张庆，陈虹，张力，等．护肝片提高肝移植受者他克莫司血药浓度临床观察 [J]．中国医院用药评价与分析，2008，8（7）：533-535．

### （四）瘀血阻络证常用中成药品种

### 复方鳖甲软肝片

**【处方】** 鳖甲、炮山甲、鸡内金、三七、赤芍、冬虫夏草、紫河车等。

**【功能与主治】** 软坚散结，化瘀解毒，益气养血。用于慢性乙型肝炎肝纤维化，以及早期肝硬化属瘀血阻络，气血亏虚兼热毒未尽证者。症见胁肋隐痛或胁下痞块，面色晦黯，脘腹胀满，纳差便溏，神疲乏力，口干口苦，赤缕红丝等。

**【用法与用量】** 口服。一次 4 片，一日 3 次，6 个月为一疗程；或遵医嘱。

**【禁忌】** 孕妇忌服。

**【注意事项】** 偶见轻度消化道反应，一般可自行缓解。

**【规格】** 每片重 0.5g。

**【贮藏】** 密封。

**【药理毒理】** 大鼠肝纤维化模型实验结果显示，复方鳖甲软肝片通过下调 TGF-β1 表达抑制胶原纤维的产生，阻止纤维化的发展，从而有效阻止和逆转酒精性肝纤维化的进程[1]。

**【临床报道】** 胡翠兰等观察了复方鳖甲软肝片治疗慢性乙型肝炎肝纤维化的临床疗效。结论：复方鳖甲软肝片治疗慢性乙型肝炎肝纤维化有较好的疗效[2]。

**【参考文献】**

[1] 李丰衣，孙劲晖，田德禄，等.复方鳖甲软肝片抑制大鼠酒精性肝纤维化的实验研究 [J].传染病信息，2008，21（6）：365-368.

[2] 胡翠兰，彭浩，周健.复方鳖甲软肝片治疗慢性乙型肝炎肝纤维化疗效观察 [J].中西医结合肝病杂志，2009，19（1）：22-23.

## 扶正化瘀胶囊

**【处方】** 丹参、发酵虫草菌粉、桃仁、松花粉、绞股蓝、制五味子。

**【功能与主治】** 活血祛瘀，益精养肝。用于乙型肝炎肝纤维化属瘀血阻络，肝肾不足证者。症见胁下痞块，胁肋疼痛，面色晦黯或见赤缕红斑，腰膝酸软，疲倦乏力，头晕目涩，舌质暗红或有瘀斑，苔薄或微黄，脉弦细。

**【用法与用量】** 口服。一次 3 粒，一日 3 次，24 周为一疗程。

**【禁忌】** 孕妇忌服。

**【注意事项】** 偶见服后胃中有不适感。

**【规格】** 每粒装 0.5g。

**【贮藏】** 密封。

**【药理毒理】** 大鼠试验显示，本品可抑制四氯化碳加高脂饲料致大鼠肝纤维化的程度，结果显示扶正化瘀方可通过抑制 MMP-2 的激活与活性水平，并减少Ⅳ型胶原沉积，起到减轻肝组织的破坏与重构而发挥抗肝纤维化的作用[1]。

**【临床报道】**

1．李丽等对扶正化瘀胶囊治疗慢性乙型肝炎肝纤维化的有效性和安全性进行了系统评价。现有研究显示，扶正化瘀胶囊对血清纤维化指标透明质酸及肝脏病理纤维化分期有明显的改善作用。特别是当疗程由 3 个月延长至 6 个月时，该药对透明质酸及肝脏病理纤维化指标的改善更为显著，且对Ⅳ型前胶原（Ⅳ-C）也有一定的改善，并且无明显不良反应。由于本系统评价纳入随机对照试验（RCT）多为较低质量的小样本研究，需要更多高质量的研究进一步验证其疗效[2]。

2．姜兆金等观察了扶正化瘀胶囊联合阿德福韦酯治疗慢性乙型肝炎肝纤维化的疗效。结果显示两药合用治疗慢性乙型肝炎 12 个月，血清肝纤维化指标有明显改善[3]。

**【参考文献】**

[1] 崔红燕，刘成海，孙保木，等．扶正化瘀方对四氯化碳肝纤维化大鼠基膜型基质金属蛋白酶活性的影响[J].时珍国医国药，2009，20（8）：2045-2047.

[2]李丽，何清，杨大国，等．扶正化瘀胶囊治疗慢性乙型肝炎肝纤维化有效性和安全性的系统评价[J].中国循证医学杂志，2008，8（10）：892-897.

[3]姜兆金，雷明君，扶正化瘀胶囊联合阿德福韦酯治疗慢性乙型肝炎肝纤维化的疗效观察[J].临床肝胆病杂志，2009，25（3）：186-187.

## 鳖甲煎丸

**【处方】**鳖甲胶、阿胶、蜂房（炒）、鼠妇虫、土鳖虫（炒）、蜣螂、硝石（精制）、柴胡、黄芩、半夏（制）、党参、干姜、厚朴（姜制）、桂枝、白芍（炒）、射干、桃仁、牡丹皮、大黄、凌霄花、葶苈子、石韦、瞿麦。

**【功能与主治】**活血化瘀，软坚散结。用于胁下癥块属气滞血瘀证者。

**【用法与用量】**口服，温开水送服。水蜜丸一次3g，一日2～3次。

**【禁忌】**孕妇忌服。

**【规格】**水蜜丸，（1）每40丸重3g，（2）每200丸重3g。

**【贮藏】**密封。

## 大黄䗪虫丸

**【处方】**熟大黄、土鳖虫（炒）、水蛭（制）、虻虫（去翅足，炒）、蛴螬（炒）、干漆（煅）、桃仁、苦杏仁（炒）、黄芩、地黄、白芍、甘草。

**【功能与主治】**活血破瘀，通经消癥。用于瘀血内停所致的癥瘕、闭经，症见腹部肿块，肌肤甲错，目眶黯黑，潮热羸瘦，闭经不行。

**【用法与用量】**口服。一次3g，一日1～2次。用于慢性活动性肝炎一次3g，一日3次；或遵医嘱。

**【禁忌】**孕妇禁用，皮肤过敏者停服。

**【注意事项】**无特殊。

**【规格】**大蜜丸，每丸重3g；水蜜丸，每丸重0.072g。

**【贮藏】**密封。

**【药理毒理】**动物试验显示，本品预防给药，可抑制四氯化碳（$CCl_4$）诱导的大鼠肝纤维化形成，其作用可能与调节细胞因子 IFN-γ，TGF-β1 有关[1]。

**【临床报道】**

1. 俞萍等观察了聚乙二醇干扰素 α-2a 联合大黄䗪虫丸对慢性乙型肝炎患者的抗乙肝病毒及抗纤维化疗效。方法：将65例患者随机分为两组，观察组31例给予聚乙二醇干扰素 α-2a 及口服大黄䗪虫丸治疗，对照组34例仅给予聚乙二醇干扰素 α-2a 治疗。结论：聚乙二醇干扰素 α-2a 联合大黄䗪虫丸治疗能明显提高抗肝纤维化疗效，具有临床应用价值[2]。

2. 邓丽宁等开展了大黄䗪虫丸联合恩替卡韦治疗乙型肝炎肝纤维化的临床研究，将90例患者以1：1：1比例随机分为A组（联合治疗组）、B组（大黄䗪虫丸组）和C组（恩替卡韦组），每组30例。研究发现，无论是血清肝纤维化指标还是肝组织病理改善方面，联合应用疗效均优于单用大黄䗪虫丸或单用恩替卡韦。结论：长期联合应用可能减少和防止肝脏失代偿以及肝硬化的发生，从而提高患者生存质量，延长存活时间[3]。

**【参考文献】**

[1] 韩晓静，苏珍枝. 大黄䗪虫丸抗实验性大鼠肝纤维化的作用机制[J]. 医药产业资讯，2006，3（8）：28-29.

[2] 俞萍，毛燕群，朱建娟. 聚乙二醇干扰素 α-2a 联合大黄䗪虫丸治疗慢性乙型肝炎肝纤维化65例疗效观察[J]. 苏州大学学报（医学版），2011，31（3）：486-487.

[3] 邓丽宁，侯宏波，李纯平，等. 大黄䗪虫丸联合恩替卡韦治疗

乙型肝炎肝纤维化的临床研究 [J]. 天津医药, 2008, 36（4）: 292-294.

# 九味肝泰胶囊

【处方】三七、郁金、蜈蚣（不去头足）、大黄（酒制）、黄芩、山药、蒺藜、姜黄、五味子。

【功能与主治】化瘀通络，舒肝健脾。用于气滞血瘀兼肝郁脾虚所致的胁肋痛或刺痛，抑郁烦闷，食欲不振，食后腹胀脘痞，大便不调，或胁下痞块等。

【用法与用量】口服。一次4粒，一日3次；或遵医嘱。

【禁忌】孕妇禁用。

【规格】每粒装0.35g。

【贮藏】密封。

## （五）肝肾阴虚证常用中成药品种

# 六味地黄丸（颗粒、胶囊）

【处方】熟地黄、酒萸肉、牡丹皮、山药、茯苓、泽泻。

【功能与主治】滋阴补肾。用于肾阴亏损，头晕耳鸣，腰膝酸软，骨蒸潮热，盗汗遗精，消渴。

【用法与用量】

丸剂：口服。规格（1）大蜜丸，一次1丸，一日2次；规格（2）浓缩丸，一次8丸，一日3次；规格（3）水蜜丸，一次6g，一日2次；规格（4）、（5）、（6）小蜜丸，一次9g，一日2次。

颗粒剂：开水冲服。一次5g，一日2次。

胶囊：口服。规格（1）一次1粒，规格（2）一次2粒，一日 2 次。

**【注意事项】**

1. 脾虚、气滞、食少纳呆者慎用。

2. 感冒者慎用。

3. 服药期间饮食宜清淡，忌辛辣、油腻之品。

**【规格】**

丸剂：（1）每丸重 9g，（2）每 8 丸重 1.44g（每 8 丸相当于饮片 3g），（3）每袋装 6g，（4）每袋装 9g，（5）每瓶装 60g，（6）每瓶装 120g。

颗粒剂：每袋装 5g。

胶囊：每粒装（1）0.3g，（2）0.5g。

**【贮藏】** 密封。

**【药理毒理】** 动物实验表明六味地黄丸对小鼠移植性肝癌自杀基因治疗具有一定的增效作用，其疗效优于单纯自杀基因疗法或单纯六味地黄丸治疗[1]，对甲状腺功能亢进肾阴虚证所致的 cAMP、cGMP 含量升高，以及红细胞膜和器官组织 $Na^+$、$K^+$-ATP 酶活性增强均有显著调节作用，使之恢复到正常水平[2]。本品具有保护糖尿病肾病大鼠肾脏的作用[3]。

**【临床报道】**

1. 冯小红等观察了六味地黄丸联合普通干扰素对慢性乙型病毒性肝炎患者血清 HBsAg 滴度及相关指标的影响。结论：六味地黄丸联合普通干扰素治疗对降低 HBeAg 阴性慢性乙型病毒性肝炎患者 HBsAg 滴度，改善症状和肝脏生化方面具有明显优势[4]。

2. 孙晓玲等观察了六味地黄丸、甘利欣的保肝效果。结论：六味地黄丸加甘利欣治疗慢性病毒性肝炎肝功能持续异常，安全有效[5]。

## 【参考文献】

[1] 杜标炎，王慧峰，谭宇蕙，等.六味地黄丸对小鼠移植性肝癌自杀基因治疗的增效作用[J].广州中医药大学学报，2007，24（2）：132-136.

[2] 黄江荣，李祥华，张家均，等.六味地黄丸对甲状腺功能亢进肾阴虚型小鼠 cAMP、cGMP 含量和 $Na^+$，$K^+$-ATP 酶活性的影响[J].中药药理与临床，2011，27（6）：1-3.

[3] 刘卿，周于禄，裴奇，等.六味地黄丸对糖尿病肾病大鼠肾脏保护作用的研究[J].湖南中医药大学学报，2007，27（6）：40-43.

[4] 冯小红，张红峰.六味地黄丸联合普通干扰素对慢性乙型病毒性肝炎患者血清 HBsAg 滴度的影响[J].河南中医，2012，32（9）：1150-1151.

[5] 孙晓玲，党中方.中西医结合治疗慢性迁延性病毒性肝炎临床研究[J].中医学报，2011，26（7）：868-869.

## 杞菊地黄丸（胶囊、片）

**【处方】** 枸杞子、菊花、熟地黄、酒萸肉、牡丹皮、山药、茯苓、泽泻。

**【功能与主治】** 滋肾养肝。用于肝肾阴亏，眩晕耳鸣，羞明畏光，迎风流泪，视物昏花。

**【用法与用量】**

丸剂：口服。规格（1）大蜜丸，一次1丸，一日2次；规格（2）浓缩丸，一次8丸，一日3次；规格（3）水蜜丸，一次

6g，一日 2 次；规格（4）、（6）小蜜丸，一次 9g，一日 2 次；规格（5）小蜜丸，一次 6g，一日 2 次。

胶囊：口服。一次 5～6 粒，一日 3 次。

片剂：口服。一次 3～4 片，一日 3 次。

**【注意事项】**

1. 实火亢盛所致的头晕、耳鸣慎用。

2. 脾胃虚寒，大便稀溏者慎用。

3. 服药期间忌酸冷食物。

**【规格】**

丸剂：（1）每丸重 9g，（2）每 8 丸相当于原药材 3g，（3）每袋装 6g，（4）每袋装 9g，（5）每瓶装 60g，（6）每瓶装 120g。

胶囊：每粒装 0.3g。

片剂：片芯重 0.3g。

**【贮藏】** 密封。

**【药理毒理】** 动物实验表明杞菊地黄丸能缓解糖尿病大鼠肾组织氧化应激状态，从而减轻糖尿病引起的肾脏损伤[1]；具有较好的防治高脂血症和消退主动脉粥样硬化斑块的作用[2]。

**【临床报道】**

1. 胡涛等开展了杞菊地黄丸联合恩替卡韦治疗肝肾阴虚型慢性乙型肝炎的临床研究，研究纳入 77 例慢性乙型肝炎患者，中医辨证属肝肾阴虚型。两组停药后，经追踪观察 3 个月后发现，两组远期疗效比较虽无显著性差异，但治疗过程中治疗组能够更快地降低病毒滴度，减轻肝脏炎症反应，这可能与杞菊地黄丸的免疫调节作用有关[3]。

2. 张锦义观察了阿德福韦酯联合杞菊地黄丸治疗肝肾阴虚

型慢性乙型肝炎的疗效。方法：将110例患者随机分为对照组和治疗组各55例，对照组给予阿德福韦酯10mg/d口服，治疗组在对照组的基础上加服杞菊地黄丸。结论：阿德福韦酯联合杞菊地黄丸可明显提高肝肾阴虚型慢性乙肝患者的血清HBeAg 阴转率、HBeAg/抗HBe血清转换率，并能明显降低HBV-DNA和ALT，是一种对肝肾阴虚型慢性乙肝较好的治疗方法[4]。

**【参考文献】**

[1] 陈宇，李华.杞菊地黄丸对糖尿病大鼠肾脏的保护作用 [J].中国实验方剂学杂志，2011，17（19）：251-253.

[2] 何剑平，李俊，李小敏，等.杞菊地黄丸对家兔实验性高脂血症及动脉粥样硬化的影响 [J].深圳中西医结合杂志，2002，12（6）：332-334.

[3] 胡涛，吕志平.杞菊地黄丸联合恩替卡韦治疗肝肾阴虚型慢性乙型肝炎的临床研究 [J].浙江中医杂志，2009，44（1）：48-49.

[4] 张锦义，姜宏伟.阿德福韦酯联合杞菊地黄丸治疗肝肾阴虚型乙型肝炎的临床研究 [J].中国现代医生，2011，49（3）：38-39.

## 知柏地黄丸

**【处方】**知母、黄柏、熟地黄、山茱萸（制）、牡丹皮、山药、茯苓、泽泻。

**【功能与主治】**滋阴降火。用于阴虚火旺，潮热盗汗，口干咽痛，耳鸣遗精，小便短赤。

**【用法与用量】**口服。规格（1）大蜜丸，一次1丸，一日2次；规格（2）、（6）浓缩丸，一次8丸，一日3次；规格（3）、（5）水蜜丸，一次6g，一日2次；规格（4）小蜜丸，一次9g，一日2次。

**【注意事项】**

1．气虚发热及实热者不宜用。

2．脾虚便溏、气滞中满者不宜用。

3．感冒者慎用。

4．服药期间饮食宜清淡，忌辛辣、油腻之品。

**【规格】**（1）每丸重9g，（2）每10丸重1.7g，（3）每袋装6g，（4）每袋装9g，（5）每瓶装60g，（6）每8丸相当于原生药3g。

**【贮藏】**密封。

## 复方益肝灵片（胶囊）

**【处方】**水飞蓟素、五仁醇浸膏。

**【功能与主治】**益肝滋肾，解毒祛湿。用于肝肾阴虚，湿毒未清引起胁痛，纳差，腹胀，腰酸乏力，尿黄等症；慢性肝炎转氨酶增高者。

**【用法与用量】**

片剂：口服，饭后服用。一次4片，一日3次。

胶囊：口服，饭后服用。一次1粒，一日3次。

**【注意事项】**

1．肝郁脾虚所致的胁痛不宜使用本品。

2．服药期间饮食宜用清淡易消化之品，慎食辛辣肥腻之物，忌酒。

3．忌恚怒忧郁劳碌。

**【规格】**

片剂：每片含水飞蓟素以水飞蓟宾计为21mg。

胶囊：每片含水飞蓟素以水飞蓟宾计为84mg。

【贮藏】密封。

【临床报道】

1. 谢烨观察了复方益肝灵预防抗结核药物致肝损伤的临床疗效。结果：对照组和治疗组的肝损伤发生率分别为23.3%、8.3%，两组比较 $P < 0.01$。结论：复方益肝灵能有效预防抗结核药物所致的肝损伤[1]。

2. 王小涛等观察了阿德福韦酯联合复方益肝灵片对慢性乙型肝炎肝纤维化指标的影响。方法：将58例慢性乙型肝炎患者随机分为A组（阿德福韦酯联合复方益肝灵片）和B组（单用阿德福韦酯），治疗6个月后比较肝纤维化指标变化。结论：在使用阿德福韦酯治疗慢性乙型肝炎同时联合复方益肝灵片能较好提高抗肝纤维化的治疗效果[2]。

【参考文献】

[1] 谢烨. 复方益肝灵预防抗结核药物致肝损伤的疗效观察 [J]. 湖南中医杂志，2007，23（6）：13-14.

[2] 王小涛，刘再伏，郭强，等. 阿德福韦酯联合复方益肝灵片治疗慢性乙型肝炎肝纤维化指标变化 [J]. 中国现代药物应用，2009，3（19）：111.

## 乙肝养阴活血颗粒

【处方】地黄、北沙参、麦冬、女贞子（酒炙）、五味子、黄芪、当归、白芍、何首乌（制）、阿胶珠、黄精（蒸）、泽兰、牡蛎、橘红、丹参、川楝子。

【功能与主治】滋补肝肾，活血化瘀。用于肝肾阴虚型慢性肝炎。症见面色晦黯，头晕耳鸣，五心烦热，腰腿酸软，齿鼻衄血，胁下痞块，赤缕红斑，舌质红，少苔，脉沉弦细涩等。

**【用法与用量】** 开水冲服。一次 20g，一日 3 次。

**【注意事项】**

1．肝胆湿热，脾虚气滞者忌用。

2．忌烟、酒及油腻食物。

**【规格】** 每袋装 10g。

## 六味五灵片

**【处方】** 五味子、女贞子、灵芝孢子粉、莪术、败酱草、连翘。

**【功能与主治】** 滋肾养肝，活血解毒。用于治疗慢性乙型肝炎氨基转移酶升高，中医辨证属肝肾不足，邪毒瘀热互结者，症见胁肋疼痛，腰膝酸软，口干咽燥，倦怠，乏力，纳差，脘胀，身目发黄或不黄，小便色黄，头昏目眩，两目干涩，手足心热，失眠多梦，舌暗红或有瘀斑，苔少或无苔，脉弦细。

**【用法与用量】** 口服。一次 3 片，一日 3 次。

**【禁忌】** 孕妇禁用。

**【注意事项】** 服药前后两小时不要饮茶水，忌烟酒及辛辣刺激食物。

**【规格】** 每片重 0.5g。

**【贮藏】** 密封。

**【药理毒理】** 赵松峰等通过研究证实，六味五灵片对四氯化碳（$CCl_4$）所致大鼠肝纤维化具有保护作用[1]。

**【临床报道】**

1．辛绍杰等观察了六味五灵片治疗慢性乙型肝炎（CHB）的临床疗效和安全性。方法：采用多中心、随机、对照方法。结论：

六味五灵片治疗 CHB，ALT、AST 反跳率低，稳定性好，有很好的安全性[2]。

2. 颜炳柱等研究了六味五灵片联合恩替卡韦治疗慢性乙型肝炎患者的临床疗效。方法：80 例慢性乙型肝炎患者随机分成对照组和治疗组。对照组给予恩替卡韦治疗，治疗组给予恩替卡韦联合六味五灵片治疗。结论：六味五灵片联合恩替卡韦治疗慢性乙型肝炎疗效肯定，安全性好[3]。

3. 荣义辉等观察了六味五灵片治疗酒精性肝炎（alcoholic steatohepatitis，ASH）的临床疗效。结论：六味五灵片及硫普罗宁片治疗 ASH 在 ALT、AST、ALP、GGT、TC、TG 水平下降和 B 超影像学改善方面均有改善；在 ALT、AST、ALP、GGT 水平下降及 B 超影像学改善方面，六味五灵片均优于硫普罗宁片[4]。

**【参考文献】**

[1] 赵松峰，阚全程. 六味五灵片对四氯化碳致大鼠肝纤维化的保护作用 [J]. 中国药理学通报，2011，27（6）：872-875.

[2] 辛绍杰，韩晋，丁晋彪. 六味五灵片治疗慢性乙型肝炎多中心随机对照研究 [J]. 中西医结合肝病杂志，2009，19（1）：7-9.

[3] 颜炳柱，陈立艳，毕蔓茹，等. 六味五灵片联合恩替卡韦治疗慢性乙型肝炎患者80例 [J]. 世界华人消化杂志，2011，19（11）：1191-1194.

[4] 荣义辉，董政，朱冰，等. 六味五灵片治疗酒精性肝炎的疗效观察 [J]. 传染病信息，2009，22（2）：107-109.

## 肝达片

**【处方】**山茱萸、酸枣仁、蒺藜、黄芪、太子参、丹参、忍冬藤、制何首乌。

**【功能与主治】** 滋补肝肾，健脾活血。用于慢性迁延性及慢性活动性乙型肝炎见肝肾亏损、脾虚夹瘀证者，症见胁肋疼痛，腹胀纳差，倦怠无力，头晕目眩，五心烦热，腰膝酸软等。

**【用法与用量】** 口服。一次 5 片，一日 3 次，疗程 3 个月；或遵医嘱。

**【禁忌】** 孕妇慎服。

**【注意事项】** 偶见腹胀、腹泻，一般可自行缓解。

**【规格】** 糖衣片，每片重 0.27g。

**【贮藏】** 密封。

**【临床报道】** 李光等观察了肝达片、抗乙肝免疫核糖核酸、潘生丁联合应用对慢性乙型肝炎的疗效。结果：两组综合疗效及乙肝病毒复制指标 HBeAg、HBV-DNA 相比较，差异有显著性。结论：肝达片联合抗乙肝免疫核糖核酸、潘生丁治疗慢性乙型肝炎疗效较好，副作用少[1]。

**【参考文献】**

[1] 李光，刘舜贤，余拉结，等.肝达片联合治疗慢性乙型肝炎疗效观察 [J].中国现代医生，2008，46（20）：73-74.

## 五酯颗粒（片、滴丸、微丸、胶囊）

**【处方】** 华中五味子。

**【功能与主治】** 能降低血清谷丙转氨酶。用于慢性肝炎谷丙转氨酶升高者。

**【用法与用量】**

颗粒剂：开水冲服。一次 1 袋，一日 3 次；或遵医嘱。

片剂：口服。一次 3 片，一日 3 次。

滴丸：口服。规格（1）一次 50 丸，规格（2）一次 20 丸，一日 3 次。

微丸：口服。一次 1 支，一日 3 次；或遵医嘱。

胶囊：口服。一次 2 粒，一日 3 次。

【禁忌】孕妇、12 岁以下儿童及有药物过敏史者慎用。

【注意事项】

1．个别患者有恶心或轻微胃不适症状。

2．肝移植术后应用可提高 FK506 的生物利用度及全血谷值浓度，注意调整 FK506 用量。

【规格】

颗粒剂：每袋装 2g（以五味子甲素计，含总木脂素 22.5mg）。

片剂：薄膜衣片，每片重 0.31g（含五味子酯甲 7.5mg）。

滴丸：每丸重（1）23mg（以五味子甲素计，含总木酯素 0.45mg），（2）30mg（以五味子甲素计，含总木酯素 1.125mg）。

微丸：每支装 1.5g（以五味子甲素计，含总木酯素 22.5mg）。

胶囊：每粒含五味子甲素 11.25mg。

【贮藏】密封。

【临床报道】陈超等观察了五酯胶囊联合西药治疗慢性乙型肝炎的临床疗效，主要症状、体征改善情况及肝功能，乙型肝炎病毒血清标记物变化及复常情况。结论：五酯胶囊联合西药治疗慢性乙型肝炎有一定疗效[1]。

【参考文献】

[1] 陈超，邬义强，林述龙.五酯胶囊联合西药治疗慢性乙型肝炎 42 例疗效观察[J].云南中医中药杂志，2008，29（12）：23-24.

## （六）脾肾阳虚证常用中成药品种

# 附子理中丸（片）

**【处方】** 附子（制）、党参、炒白术、干姜、甘草。

**【功能与主治】** 温中健脾。用于脾胃虚寒，脘腹冷痛，呕吐泄泻，手足不温。

**【用法与用量】**

丸剂：口服。规格（1）大蜜丸，一次1丸，一日2～3次；规格（2）浓缩丸，一次8～12丸，一日3次；规格（3）水蜜丸，一次6g，一日2～3次。

片剂：口服。一次6～8片，一日1～3次。

**【注意事项】**

1．大肠湿热泄泻者不宜用。

2．急性肠胃炎，泄泻兼有大便不畅，肛门灼热者不宜用。

3．湿热中阻者慎用。

4．孕妇慎用。

5．服药期间忌食生冷、油腻之品。

6．本品中有附子，服药后如有血压增高、头痛、心悸等症状，应立即停药，去医院就诊。

**【规格】**

丸剂：（1）每丸重9g，（2）每8丸相当于原生药3g，（3）每袋装6g。

片剂：基片重0.25g。

**【贮藏】** 密封。

# 朝阳丸（胶囊）

**【处方】** 黄芪、鹿茸粉、硫黄（豆腐制）、鹿角霜、干姜、核桃仁、石膏、铜绿、大黄、青皮、大枣、绿矾等 19 味。

**【功能与主治】** 温肾健脾，舒肝解郁，化湿解毒。用于慢性肝炎属脾肾不足，肝郁血滞，痰湿内阻者。症见面色晦黯，神疲乏力，纳呆腹胀，胁肋隐痛，胁下痞块，小便清或淡黄，大便溏或不爽，腰酸腿软，面颈血痣或见肝掌，舌体胖大，舌色黯淡，舌苔白或腻，脉弦而濡或沉弦或弦细等。

**【用法与用量】**

丸剂：口服。水蜜丸一次 2g，一日 1 次；或遵医嘱。

胶囊：口服。一次 4 粒，一日 1 次；或遵医嘱。

**【注意事项】**

1. 偶见消化道刺激呈轻度不适。

2. 忌食生、冷、酒、蒜。

3. 不宜吃油腻食品。

4. 有黄疸者（属阳黄）不宜服用。

5. 肝肾阴虚及湿热甚者慎用，或遵医嘱服用。

**【规格】**

丸剂：每袋装 2g，每盒装 10 袋。

胶囊：每粒装 0.42g，每盒装 48 粒。

**【贮藏】** 密封。

## 附二

## 治疗慢性肝炎的常用中成药简表

| 适宜证型 | 药物名称 | 功能 | 主治病证 | 用法用量 | 备注 |
|---|---|---|---|---|---|
| 湿热蕴结证 | 茵栀黄口服液（颗粒） | 清热解毒，利湿退黄。 | 有退黄疸和降低谷丙转氨酶的作用。用于湿热毒邪内蕴所致急性、迁延性、慢性肝炎和重症肝炎（Ⅰ型）。也可用于其他型重症肝炎的综合治疗。 | 口服液：口服。一次10ml，一日3次。颗粒剂：开水冲服。一次6g，一日3次。 | 口服液：药典，基药，医保颗粒剂：基药，医保 |
| | 当飞利肝宁胶囊 | 清利湿热，益肝退黄。 | 用于湿热郁蒸而致的黄疸，症见面黄或目黄、口苦、尿黄、纳少、乏力；急、慢性肝炎见上述证候者。 | 口服。一次4粒，一日3次。或遵医嘱，小儿酌减。 | 药典，医保 |
| | 双虎清肝颗粒 | 清热利湿，化痰宽中，理气活血。 | 用于湿热内蕴所致的胃脘痞闷，口干不欲饮，恶心厌油，食少纳差，胁肋隐痛，腹部胀满，大便黏滞不爽或臭秽，或身目发黄，舌质暗、边红，舌苔厚腻，脉弦滑或弦数者；慢性乙型肝炎见上述证候者。 | 开水冲服。一次2袋，一日2次，3个月为一疗程；或遵医嘱。 | 药典，医保 |
| | 八宝丹胶囊 | 清利湿热，活血解毒，去黄止痛。 | 用于湿热蕴结所致发热、黄疸、小便黄赤、恶心呕吐、纳呆、胁痛腹胀，舌苔黄腻或厚腻干白；或湿热下注所致尿道灼热刺痛、小腹胀痛，以及传染性病毒性肝炎、急性胆囊炎、急性泌尿系感染等见上述证候者。 | 口服，温开水送服。1～8岁，一次0.15～0.3g（半粒至1粒）；8岁以上，一次0.6g（2粒），一日2～3次。 | 医保 |

续表

| 适宜证型 | 药物名称 | 功能 | 主治病证 | 用法用量 | 备注 |
|---|---|---|---|---|---|
| 湿热蕴结证 | 苦黄注射液 | 清热利湿，疏肝退黄。 | 主治湿热黄疸，也用于黄疸型病毒性肝炎。 | 静脉滴注。用500ml 5%或10%葡萄糖注射液稀释后使用，一次10～60ml，一日1次，15日为一疗程；重症及瘀胆型肝炎患者一次用量可增加至60ml；或遵医嘱。 | 医保 |
| | 肝苏丸（颗粒、胶囊、片） | 降酶，保肝，退黄，健脾。 | 用于慢性活动性肝炎、乙型肝炎，也可用于急性病毒性肝炎。 | 丸剂：口服。一次2.5g，一日3次。颗粒剂：口服。一次9g，一日3次。胶囊：口服。一次5粒，一日3次。片剂：口服。一次5片，一日3次。 | 医保 |
| | 垂盆草颗粒 | 清热解毒，活血利湿。 | 用于急、慢性肝炎湿热瘀结证。 | 开水冲服。一次10g，一日2～3次；或遵医嘱。 | 药典，医保 |
| | 乙肝清热解毒颗粒 | 清肝利胆，解毒逐瘟。 | 用于肝胆湿热型急、慢性病毒性乙型肝炎初期或活动期，乙型肝炎病毒携带者。症见黄疸（或无黄疸），发热（或低热），舌质红、口干、口苦或黏臭，厌油，肠胃不适等，舌质红，舌苔厚腻，脉弦滑数。 | 开水冲服。一次1袋，一日3次。 | 医保 |
| | 茵芪肝复颗粒 | 清热解毒利湿，舒肝补脾。 | 用于慢性乙型病毒性肝炎肝胆湿热兼脾虚肝郁证。症见右胁胀满、恶心厌油、纳差食少、口淡乏味。 | 口服。一次18g，一日3次，3个月为一疗程；或遵医嘱。 | 药典，医保 |

| 适宜证型 | 药物名称 | 功 能 | 主治病证 | 用法用量 | 备注 |
|---|---|---|---|---|---|
| 湿热蕴结证 | 茵胆平肝胶囊 | 清热,利湿,退黄。 | 用于肝胆湿热所致的胁痛、口苦、尿黄、身目发黄;急、慢性肝炎见上述证候者。 | 口服。一次2粒,一日3次。 | |
| | 茵陈五苓丸 | 清湿热,利小便。 | 用于肝胆湿热,脾肺郁结引起的湿热黄疸,胆腹胀满,小便不利。 | 口服。一次6g,一日2次。 | 医保 |
| 肝郁脾虚证 | 乙肝益气解郁颗粒 | 益气化湿,舒肝解郁。 | 用于肝郁脾虚型慢性肝炎。症见胁痛腹胀,痞满纳呆,身倦乏力,大便溏薄,舌质淡黯,舌体胖或有齿痕,舌苔薄白或白腻,脉沉弦或沉缓等。 | 开水冲服。一次20g,一日3次。 | 药典,医保 |
| | 利肝康片 | 舒肝健脾。 | 用于急、慢性肝炎属肝郁脾虚证者。 | 口服,宜在饭后30分钟服用。薄膜衣片一次2片,糖衣片一次4片,一日3次。 | 医保 |
| | 强肝胶囊(颗粒、片) | 健脾疏肝,清利湿热,益气养血。 | 用于慢性肝炎、早期肝硬化、脂肪肝、中毒性肝炎等,亦用于肝郁脾虚、湿热蕴结所致的两胁胀痛、乏力、脘痞、腹胀、面色无华、腰膝酸软。 | 胶囊:饭后口服。一次3粒,一日3次。颗粒剂:温开水冲服。一次1袋,一日2次。片剂:薄膜衣片一次4片,一日2次。每服6日停1日,8周为一疗程,停1周,再进行第二疗程。 | 医保 |
| | 参芪肝康胶囊(片) | 祛湿清热,调和肝脾。 | 用于湿热内蕴、肝脾不和所致的急、慢性肝炎。 | 胶囊:口服。一次5粒,一日3次。片剂:口服。一次5片,一日3次。 | 医保 |

| 适宜证型 | 药物名称 | 功能 | 主治病证 | 用法用量 | 备注 |
|---|---|---|---|---|---|
| 肝郁脾虚证 | 肝脾康胶囊 | 舒肝健脾，活血清热。 | 用于肝郁脾虚、余热未清证，症见胁肋胀痛、胸脘痞闷、食少纳呆、神疲乏力、面色晦暗、胁下积块，以及慢性肝炎、早期肝硬化见上述证候者。 | 餐前半小时口服。一次5粒，一日3次，3个月为一疗程；或遵医嘱。 | |
| | 肝达康片（颗粒） | 疏肝健脾，化瘀通络。 | 用于慢性乙型肝炎（慢性活动性及慢性迁延性肝炎）具肝郁脾虚兼血瘀证者，证候特点为：疲乏纳差，胁痛腹胀，大便溏薄，胁下痞块，舌色淡或色黯有瘀点，脉弦缓或涩。 | 片剂：口服。一次8～10片，一日3次，1个月为一疗程，可连续使用3个疗程。颗粒剂：开水冲服。一次1袋，一日3次，1个月为一疗程，可连续使用3个疗程。 | 医保 |
| | 乙肝宁颗粒 | 补气健脾，活血化瘀，清热解毒。 | 用于慢性肝炎属脾气虚弱、血瘀阻络、湿热毒蕴证，症见胁痛、腹胀、乏力、尿黄；对急性肝炎见上述证候者亦有一定疗效。 | 口服。一次1袋，一日3次。儿童酌减。治疗慢性肝炎3个月为一疗程。 | 药典，医保 |
| 肝郁气滞证 | 利肝隆颗粒（胶囊） | 疏肝解郁，清热解毒，益气养血。 | 用于急、慢性肝炎，迁延性肝炎，慢性活动性肝炎；对血清谷丙转氨酶、麝香草酚浊度、黄疸指数均有显著的降低作用；对乙型肝炎表面抗原转阴有较好的效果。 | 颗粒剂：开水冲服。一次10g，一日3次；小儿酌减。胶囊：口服。一次2～4粒，一日3次。 | 药典，医保 |
| | 舒肝丸（片、颗粒） | 舒肝和胃，理气止痛。 | 用于肝郁气滞，胸胁胀痛，胃脘疼痛，嘈杂呕吐，嗳气泛酸。 | 丸剂：口服。大蜜丸一次1丸，水蜜丸一次4g，水丸一次2.3g，一日2～3次。片剂：口服。一次4片，一日2次。颗粒剂：温开水或姜汤送服。一次1袋，一日2次。 | 丸剂：药典，医保 片剂：医保 颗粒剂：医保 |

| 适宜证型 | 药物名称 | 功 能 | 主治病证 | 用法用量 | 备注 |
|---|---|---|---|---|---|
| 肝郁气滞证 | 澳泰乐颗粒（胶囊） | 舒肝理气，清热解毒。 | 用于肝郁毒蕴所致的胁肋胀痛、口苦纳呆、乏力，慢性肝炎见上述证候者。 | 颗粒剂：开水冲服。一次1袋，一日3次。胶囊：口服。一次4粒，一日3次。 | 颗粒剂：药典，医保胶囊：医保 |
| | 护肝片（颗粒、胶囊） | 疏肝理气，健脾消食。具有降低转氨酶作用。 | 用于慢性肝炎及早期肝硬化。 | 片剂：口服。一次4片，一日3次。颗粒剂：口服。规格（1）一次1.5g，规格（2）一次2g，一日3次。胶囊：口服。一次4粒，一日3次。 | 片剂：药典，基药，医保颗粒剂：基药，医保胶囊：基药，医保 |
| 瘀血阻络证 | 复方鳖甲软肝片 | 软坚散结，化瘀解毒，益气养血。 | 用于慢性乙型肝炎肝纤维化，以及早期肝硬化属瘀血阻络，气血亏虚兼热毒未尽证。症见胁肋隐痛或胁下痞块，面色晦黯，脘腹胀满，纳差便溏，神疲乏力，口干口苦，赤缕红丝等。 | 口服。一次4片，一日3次，6个月为一疗程；或遵医嘱。 | 医保 |
| | 扶正化瘀胶囊 | 活血祛瘀，益精养肝。 | 用于乙型肝炎肝纤维化属瘀血阻络，肝肾不足证者。症见胁下痞块，胁肋疼痛，面色晦黯或见赤缕红斑，腰膝酸软，疲倦乏力，头晕目涩，舌质暗红或有瘀斑，苔薄或微黄，脉弦细。 | 口服。一次3粒，一日3次，24周为一疗程。 | 医保 |
| | 鳖甲煎丸 | 活血化瘀，软坚散结。 | 用于胁下癥块属气滞血瘀证者。 | 口服，温开水送服。水蜜丸，一次3g，一日2～3次。 | 医保 |
| | 大黄䗪虫丸 | 活血破瘀，通经消癥。 | 用于瘀血内停所致的癥瘕、闭经，症见腹部肿块，肌肤甲错，目眶黯黑，潮热羸瘦，闭经不行。 | 口服。一次3g，一日1～2次。用于慢性乙型活动性肝炎一次3g，一日3次；或遵医嘱。 | 药典，医保 |

| 适宜证型 | 药物名称 | 功能 | 主治病证 | 用法用量 | 备注 |
|---|---|---|---|---|---|
| 瘀血阻络证 | 九味肝泰胶囊 | 化瘀通络，舒肝健脾。 | 用于气滞血瘀兼肝郁脾虚所致的胁肋痛或刺痛，抑郁烦闷，食欲不振，食后腹胀脘痞，大便不调，或胁下痞块等。 | 口服。一次4粒，一日3次；或遵医嘱。 | 医保 |
| 肝肾阴虚证 | 六味地黄丸（颗粒、胶囊） | 滋阴补肾。 | 用于肾阴亏损，头晕耳鸣，腰膝酸软，骨蒸潮热，盗汗遗精，消渴。 | 丸剂：口服。规格（1）大蜜丸，一次1丸，一日2次；规格（2）浓缩丸，一次8丸，一日3次；规格（3）水蜜丸，一次6g，一日2次；规格（4）、（5）、（6）小蜜丸，一次9g，一日2次。颗粒剂：开水冲服。一次5g，一日2次。胶囊：口服。规格（1）一次1粒，规格（2）一次2粒，一日2次。 | 药典，基药，医保 |
| | 杞菊地黄丸（胶囊、片） | 滋肾养肝。 | 用于肝肾阴亏，眩晕耳鸣，羞明畏光，迎风流泪，视物昏花。 | 丸剂：口服。规格（1）大蜜丸，一次1丸，一日2次；规格（2）浓缩丸，一次8丸，一日3次；规格（3）水蜜丸，一次6g，一日2次；规格（4）、（6）小蜜丸，一次9g，一日2次；规格（5）小蜜丸，一次6g，一日2次。胶囊：口服。一次5~6粒，一日3次。片剂：口服。一次3~4片，一日3次。 | 药典，基药，医保 |

| 适宜证型 | 药物名称 | 功能 | 主治病证 | 用法用量 | 备注 |
|---|---|---|---|---|---|
| | 知柏地黄丸 | 滋阴降火。 | 用于阴虚火旺，潮热盗汗，口干咽痛，耳鸣遗精，小便短赤。 | 口服。规格（1）大蜜丸，一次1丸，一日2次；规格（2）、（6）浓缩丸，一次8丸，一日3次；规格（3）、（5）水蜜丸，一次6g，一日2次；规格（4）小蜜丸，一次9g，一日2次。 | 药典，基药，医保 |
| 肝肾阴虚证 | 复方益肝灵片（胶囊） | 益肝滋肾，解毒祛湿。 | 用于肝肾阴虚，湿毒未清引起胁痛，纳差，腹胀，腰酸乏力，尿黄等症；慢性肝炎转氨酶增高者。 | 片剂：口服，饭后服用。一次4片，一日3次。胶囊：口服，饭后服用。一次1粒，一日3次。 | 医保 |
| | 乙肝养阴活血颗粒 | 滋补肝肾，活血化瘀。 | 用于肝肾阴虚型慢性肝炎。症见面色晦黯，头晕耳鸣，五心烦热，腰腿酸软，齿鼻衄血，胁下痞块，赤缕红斑，舌质红，少苔，脉沉弦细涩等。 | 开水冲服。一次20g，一日3次。 | 药典，医保 |
| | 六味五灵片 | 滋肾养肝，活血解毒。 | 用于治疗慢性乙型肝炎氨基转移酶升高，中医辨证属肝肾不足，邪毒瘀热互结者，症见胁肋疼痛，腰膝酸软，口干咽燥，倦怠乏力，纳差，脘胀，身目发黄或不黄，小便色黄，头昏目眩，两目干涩，手足心热，失眠多梦，舌暗红或有瘀斑，苔少或无苔，脉弦细。 | 口服。一次3片，一日3次。 | |

| 适宜证型 | 药物名称 | 功能 | 主治病证 | 用法用量 | 备注 |
|---|---|---|---|---|---|
| 肝肾阴虚证 | 肝达片 | 滋补肝肾，健脾活血。 | 用于慢性迁延性及慢性活动性乙型肝炎见肝肾亏损、脾虚夹瘀证者，症见胁肋疼痛，腹胀纳差，倦怠无力，头晕目眩，五心烦热，腰膝酸软等。 | 口服。一次5片，一日3次，疗程3个月；或遵医嘱。 | |
| | 五酯颗粒（片、滴丸、微丸、胶囊） | 能降低血清谷丙转氨酶。 | 用于慢性肝炎谷丙转氨酶升高者。 | 颗粒剂：开水冲服。一次1袋，一日3次；或遵医嘱。<br>片剂：口服。一次3片，一日3次。<br>滴丸：口服。规格（1）一次50丸，规格（2）一次20丸，一日3次。<br>微丸：口服。一次1支，一日3次；或遵医嘱。<br>胶囊：口服。一次2粒，一日3次。 | 医保 |
| 脾肾阳虚证 | 附子理中丸（片） | 温中健脾。 | 用于脾胃虚寒，脘腹冷痛，呕吐泄泻，手足不温。 | 丸剂：口服。规格（1）大蜜丸，一次1丸，一日2～3次；规格（2）浓缩丸，一次8～12丸，一日3次；规格（3）水蜜丸，一次6g，一日2～3次。<br>片剂：口服。一次6～8片，一日1～3次。 | 丸剂：药典，基药，医保<br>片剂：基药，医保 |

| 适宜证型 | 药物名称 | 功 能 | 主治病证 | 用法用量 | 备注 |
|---|---|---|---|---|---|
| | 朝阳丸（胶囊） | 温肾健脾，舒肝解郁，化湿解毒。 | 用于慢性肝炎属脾肾不足，肝郁血滞，痰湿内阻者。症见面色晦黯，神疲乏力，纳呆腹胀，胁肋隐痛，胁下痞块，小便清或淡黄，大便溏或不爽，腰酸腿软，面颈血痣或见肝掌，舌体胖大，舌色黯淡，舌苔白或腻，脉弦而濡或沉弦或弦细等。 | 丸剂：口服。水蜜丸一次 2g（1 袋），一日 1 次；或遵医嘱。胶囊：口服。一次 4 粒，一日 1 次；或遵医嘱。 | 医保 |

# 肝硬化

　　肝脏纤维结缔组织弥漫性增生伴有肝细胞结节状再生称为肝硬化，肝硬化不是一个独立的疾病，而是由一种或多种因素长期或反复损伤肝实质的慢性病理过程。肝脏受致病因素作用后，肝细胞变性、坏死，有炎性反应，肝细胞再生，纤维组织增生，最后导致肝小叶结构被破坏和血管改建，肝脏变形、缩小、变硬而形成肝硬化。早期由于肝脏代偿功能较强可无明显症状，后期则以肝功能损害和门静脉高压为主，并有多系统受累，晚期常出现上消化道出血、肝性脑病、继发感染、脾功能亢进、腹水、癌变等并发症。

　　肝硬化按病理形态分类可分为小结节性肝硬化、大结节性肝硬化、大小结节混合性肝硬化、不完全分隔性肝硬化。按病因分类可分为病毒性肝炎肝硬化、酒精性肝硬化、代谢性肝硬化、胆汁淤积性肝硬化、肝静脉回流受阻性肝硬化、自身免疫性肝硬化、毒物和药物性肝硬化、营养不良性肝硬化、隐源性肝硬化。引起肝硬化的病因很多，其中主要是病毒性肝炎，如乙肝、丙肝等，同时还有酒精肝、脂肪肝、胆汁淤积、药物、营养等因素的长期损害。

　　目前，我国病毒性肝炎，尤其是慢性乙型肝炎和慢性丙型肝炎，是引起肝硬化的主要因素，长期大量酗酒，也是引起肝硬化的因素之一。目前认为酒精对肝脏似有直接毒性作用，它能使肝细胞线粒体肿胀，线粒体嵴排列不整齐，甚至出现乙醇透明小体，是肝细胞严重损伤及坏死的表现。长期或反复接触含砷杀虫剂、四氯化碳、黄磷、氯仿等，或长期使用某些药物如双醋酚汀、异烟肼、辛可芬、四环素、甲氨喋呤、甲基多巴，可产生中毒性或药物性肝炎，进而导致肝硬化。黄曲霉素也可使肝细胞发生中毒损害，引起肝硬化。慢性充血性心力衰竭、慢性缩窄性心包炎可使肝内长期淤血缺氧，引起肝细胞坏死和纤维化，称"淤血性肝硬化"，也称为"心源性肝硬化"。肝外胆管阻塞或肝内胆汁淤积时，高浓度的胆红素对肝细胞也有损害作用，久之可发生肝硬化，肝内胆汁淤积所致者称"原发性胆汁性肝硬化"，由肝外胆管阻塞所致者称"继发性胆汁性肝硬化"。血吸虫病时由于虫卵在汇管区刺激结缔组织增生成为"血吸虫病性肝纤维化"，可引起显著的门静脉高压，称为"血吸虫病性肝硬化"。部分肝硬化原因不明，称为"隐源性肝硬化"。

肝硬化的主要发病机制是进行性纤维化。正常肝组织间质的胶原（Ⅰ和Ⅲ型）主要分布在门管区和中央静脉周围。肝硬化时Ⅰ型和Ⅲ型胶原蛋白明显增多并沉着于小叶各处。随着窦状隙（Disse 腔）内胶原蛋白的不断沉积，内皮细胞窗孔明显减少，使肝窦逐渐演变为毛细血管，导致血液与肝细胞间物质交换障碍。肝硬化的大量胶原来自位于窦状隙的贮脂细胞（Ito 细胞），该细胞增生活跃，可转化成纤维母细胞样细胞。初期增生的纤维组织虽形成小的条索但尚未互相连接形成间隔而改建肝小叶结构时，称为肝纤维化。如果继续进展，小叶中央区和门管区等处的纤维间隔将互相连接，使肝小叶结构和血液循环改建而形成肝硬化。

**【临床表现】**

1. **代偿期**　可有肝炎临床表现，亦可隐匿起病。可有轻度乏力、腹胀、肝脾轻度肿大、轻度黄疸、肝掌、蜘蛛痣，影像学、生化学或血液检查有肝细胞合成功能障碍或门静脉高压（如脾功能亢进及食管胃底静脉曲张）证据，或组织学符合肝硬化诊断，但无食管胃底静脉曲张破裂出血、腹水或肝性脑病等严重并发症。

2. **失代偿期**　肝功损害及门脉高压症候群：①全身症状：乏

力、消瘦、面色晦黯、尿少、下肢浮肿；②消化道症状：纳差、腹胀、胃肠功能紊乱，甚至吸收不良综合征，肝源性糖尿病，可出现多尿、多食等症状；③出血倾向及贫血：齿龈出血、鼻衄、紫癜、贫血；④内分泌障碍：蜘蛛痣、肝掌、皮肤色素沉着，女性月经失调、男性乳房发育，腮腺肿大；⑤低蛋白血症：双下肢浮肿、尿少、腹水、肝源性胸水；⑥门脉高压：腹水、胸水、脾大、脾功能亢进、门脉侧支循环建立、食管胃底静脉曲张、腹壁静脉曲张。

3. **并发症** ①感染：以原发性腹膜炎最常见，发生率约3%～10%，腹部有压痛、反跳痛，腹水为渗出液，末梢血象增高；②上消化道出血：食管胃底静脉曲张破裂出血及肝源性胃肠道黏膜溃疡出血；③肝性脑病：在肝硬化基础上，患者摄入蛋白质过量、消化道出血、感染、电解质紊乱均可诱发肝性脑病；④肝肾综合征：表现为少尿、无尿、氮质血症、低钠、高钾、肝昏迷、低血压休克。

【**实验室检查**】肝硬化的实验室检查及影像学等辅助检查非常重要，有助于明确病因及临床分期的确定。实验室检查常见：

1. **血常规** 血小板、白细胞甚至血红蛋白降低。

2. **肝功能** 代偿期轻度异常，失代偿期血清蛋白降低，球蛋白升高，A/G 倒置。凝血酶原时间延长，凝血酶原活动度下降。转氨酶、胆红素升高。总胆固醇及胆固醇酯下降，血氨可升高。氨基酸代谢紊乱，支 / 芳比例失调。尿素氮、肌酐升高，电解质紊乱：低钠、低钾。

3. **病原学检查** 乙肝、丙肝或丁肝标志物阳性。

4. **免疫学检查** ①免疫球蛋白：IgA、IgG、IgM 可升高；

②自身抗体：抗核抗体、抗线粒体抗体、抗平滑肌抗体、抗肝脂蛋白膜抗体可阳性。

对肝硬化失代偿期患者，需要进行腹水检查及血氨化验。定期进行 B 超、CT 等影像学检查，可早期发现腹水等并发症及肝癌。胃镜检查确定有无食管胃底静脉曲张，阳性率较钡餐 X 线检查为高，尚可了解静脉曲张的程度，并对其出血的风险性进行评估。食管胃底静脉曲张是诊断门静脉高压的最可靠指标。在并发上消化道出血时，急诊胃镜检查可判明出血部位和病因，并进行止血治疗。

**【治疗】**

**1. 病因治疗**  对乙肝、丙肝、酒精性肝病等有明确病因的肝硬化，应该尽早采取抗病毒、戒酒等措施，控制病因。

**2. 保肝、抗炎、抗纤维化**  促进损伤的肝细胞再生，保护肝细胞免于损伤或减轻损伤，减少肝细胞坏死，促进肝细胞修复。通过抗纤维化治疗，抑制胶原纤维的合成并促进其降解。

**3. 支持治疗**  对肝硬化患者给予充分的营养支持治疗有助于控制病情进展及促进肝细胞再生。

**4. 并发症的治疗**  对出现腹水、上消化道出血、肝性脑病、肝肾综合征等并发症的患者，需要给予利尿、脱氨、降低门静脉压力等综合治疗。

肝脏是药物代谢的重要场所，多数药物在肝内代谢转变后被清除，肝脏病变可影响药物代谢及其疗效和不良反应，而药物代谢产物亦可引起或加重肝脏损伤，故对肝硬化患者用药应特别慎重。

## 一、中医病因病机分析及常见证型

肝硬化属于中医学的癥积、鼓胀、黄疸等范畴，病因病机为湿热毒邪蕴结不解，肝气郁结，气机不利，则血液运行不畅，以致肝之脉络为瘀血痰浊等所阻滞。同时，肝气郁结，横逆乘脾，脾失健运，水湿不化，以致气滞、血瘀交阻，水停腹中，形成鼓胀等证。肝硬化的主要病机为气滞、血瘀、水停，兼有肝、脾、肾俱虚。病情缠绵难愈，变证多端。

肝硬化中医辨证可以分为肝气郁结证、水湿内阻证、湿热蕴结证、肝肾阴虚证、脾肾阳虚证、瘀血阻络证等，临床各种证型往往互相夹杂，其中以瘀血阻络为基本病机。

## 二、辨证选择中成药

### 1. 肝气郁结证

【临床表现】胁肋胀痛或窜痛，急躁易怒，善太息，口干口苦，或咽部有异物感，纳差或食后胃脘胀满，便溏，腹胀，嗳气，乳房胀痛或结块；脉弦。

【辨治要点】情志抑郁，胸闷，腹胀，嗳气。

【病机简析】肝主疏泄，性喜条达。若因情志抑郁，肝气郁结，气机不利，则血液运行不畅，以致肝之脉络为瘀血所阻滞。同时，肝气郁结，横逆乘脾，脾失健运，水湿不化，可致气滞、血瘀交阻，水停腹中。

【治法】疏肝理气。

【辨证选药】可选用护肝片（颗粒、胶囊）、肝脾康胶囊、舒肝丸（片、颗粒）等。

可配合柴胡疏肝汤等中药汤剂治疗。

**2. 水湿内阻证**

【临床表现】腹胀如鼓，按之坚满或如蛙腹，胁下痞胀或疼痛，脘闷纳呆，恶心欲吐，小便短少，下肢浮肿，大便溏薄；舌苔白腻或白滑，脉细弱。

【辨证要点】腹胀如鼓，脘闷纳呆，小便短少，下肢浮肿。

【病机简析】饮食不节，脾胃受伤，运化失职，酒湿浊气蕴结中焦，土壅木郁，肝气郁结，气滞血阻，气滞、血瘀、水湿三者相互影响，导致水停腹中，而成鼓胀。

【治法】运脾化湿，理气行水。

【辨证选药】可选用五苓散（胶囊、片）、香砂养胃丸（颗粒、片）等。

可配合实脾饮等中药汤剂治疗。

**3. 湿热蕴结证**

【临床表现】目肤黄染，色鲜明，恶心或呕吐，口干或口臭，脘闷，纳呆，腹胀，小便黄赤，大便秘结或黏滞不畅，胁肋灼痛；舌红苔黄腻，脉弦滑或滑数。

【辨证要点】小便黄赤，纳呆，恶心或呕吐，舌苔黄腻，脉弦滑或滑数。

【病机简析】湿热蕴结于中焦，脾胃运化失常，可导致纳呆（即食欲不振）、胃脘胀满、腹胀或恶心呕吐症状。湿热熏蒸于脾胃，累及肝胆，以致肝失疏泄，胆液不循常道，随血泛溢，外溢肌肤，上注眼目，下流膀胱，使身目小便俱黄，而成黄疸。病情较重者可出现明显黄疸，病情轻者则以尿黄为主要表现。

【治法】清热利湿，攻下逐水。

【辨证选药】可选用强肝胶囊（颗粒、片）、茵陈五苓丸等。

可配合茵陈蒿汤、麻黄连翘赤小豆汤等中药汤剂治疗。

4. 肝肾阴虚证

【临床表现】腰痛或腰酸腿软，胁肋隐痛，劳累加重，眼干涩，五心烦热或低烧，耳鸣耳聋，头晕眼花，大便干结，小便短赤，口干咽燥；舌红少苔，脉细或细数。

【辨证要点】腰酸腿软，口干咽燥，舌红少苔，脉细或细数。

【病机简析】肝肾阴液相互资生，肝阴充足，则下藏于肾，肾阴旺盛，则上滋肝木，故有"肝肾同源"之说。在病理上，两者往往相互影响，表现为盛则同盛，衰则同衰，形成肝肾阴虚证。肾阴亏虚，水不涵木，肝阳上亢，则头晕目眩，耳鸣健忘；虚热内扰，心神不安，故失眠多梦；津不上承，则口燥咽干；筋脉失养，故腰膝酸软无力。肝阴不足，肝脉失养，致胁部隐隐作痛。阴虚生内热，热蒸于里，故五心烦热。

【治法】滋养肝肾，活血化瘀。

【辨证选药】可选用六味地黄丸（颗粒、胶囊）、杞菊地黄丸（胶囊、片）、知柏地黄丸等。

可配合一贯煎、膈下逐瘀汤等中药汤剂治疗。

5. 脾肾阳虚证

【临床表现】腹部胀满，入暮较甚，大便稀薄，阳痿早泄，神疲怯寒，下肢水肿，小便清长或夜尿频数，脘闷纳呆，面色萎黄或苍白或晦黯；舌质淡胖，苔润，脉沉细或迟。

【辨证要点】食少便溏，面色㿠白，舌质淡胖，苔润，脉沉细或迟。

【病机简析】脾肾阳虚不能运化水谷，气血化生不足，故面色㿠白。阳虚无以温煦形体，故畏寒肢冷。阳虚内寒，经脉凝滞，故少腹腰膝冷痛。脾肾阳虚，水谷不得腐熟运化，故大便溏薄，甚则下利清谷，五更泄泻。阳虚无以运化水湿，溢于肌肤，则面浮肢肿；停于腹内则腹胀如鼓；水湿内聚，气化不行，则小便不利。舌淡胖，苔白滑，脉沉细属阳虚水寒内蓄之象。

**【治法】**温补脾肾。

**【辨证选药】**可选用附子理中丸（片）等。

可配合济生肾气丸合五苓散等中成药或汤剂治疗。

### 6. 瘀血阻络证

**【临床表现】**胁痛如刺，痛处不移，腹大坚满，按之不陷而硬，腹壁青筋暴露，胁下积块（肝或脾肿大），唇色紫褐，面色黧黑或晦黯，头、项、胸腹见红点赤缕，大便色黑；舌质紫黯，或有瘀斑瘀点，脉细涩或芤，舌下静脉怒张。

**【辨证要点】**舌质紫黯，或有瘀斑瘀点，面色晦黯，唇黑。

**【病机简析】**中医学认为"久病入络"，气虚、气滞、邪阻等多种病因均可造成血行不畅，瘀血阻络。瘀血阻络可造成两个结局：一方面脏腑失于荣养，表现为神疲乏力等；另一方面，瘀血阻滞，血不归经，可以造成疼痛、出血倾向。

**【治法】**活血行气，化瘀软坚。

**【辨证选药】**可选用复方鳖甲软肝片、扶正化瘀胶囊、鳖甲煎丸、大黄蟅虫丸、九味肝泰胶囊、安络化纤丸、甲芪肝纤颗粒等。

可配合膈下逐瘀汤、血府逐瘀汤等中药汤剂治疗。

### 7. 肝硬化并发症

肝硬化临床可以分为代偿期和失代偿期。代偿期肝硬化与慢性肝炎临床表现及辨证分型大致相同，故代偿期肝硬化的辨证选药可参照慢性肝炎，但应侧重于选用活血化瘀、软坚散结类药物，加强抗肝纤维化治疗。失代偿期肝硬化的常见并发症包括腹水、上消化道出血、感染、肝性脑病等，可以辨证选用方中含有利水、止血等作用的中成药，以控制腹水、出血等并发症。

**（1）代偿期肝硬化** 抗肝纤维化常用中成药品种，可选用复方鳖甲软肝片、扶正化瘀胶囊、鳖甲煎丸、安络化纤丸、甲芪肝纤颗粒等活血化瘀、软坚散结之品。

**（2）失代偿期肝硬化** ①合并腹水时可选用五苓散（胶囊、片）；②合并上消化道出血，可选用云南白药胶囊；③合并贫血，可选用养血饮口服液、芪枣冲剂；④合并低蛋白血症，可选用乌鸡白凤丸（片、胶囊、口服液）；⑤合并免疫力低下，可选用百令胶囊、贞芪扶正胶囊（颗粒）等。

## 三、用药注意

临床选药必须以辨证论治的思想为指导原则，针对不同证型，选择与其相对证的药物，才能收到较为满意的疗效。另外，应随时注意监测肝硬化患者的肝功能变化和影像学变化，若出现重症黄疸、腹水、腹腔感染、上消化道出血、肝性脑病等严重并发症时，尽量建议患者到有条件的专科医院治疗。如正在服用其他药品，应当告知医师或药师，特别是可能造成肝损害的药物及可能诱发出血的药物。还需调节情绪，合理饮食，饮食宜清淡而富有营养，切忌肥甘厚腻食物，以防影响药效的发挥，同时又需要防止过度限制饮食造成的营养不良。

临床既可仅见一证，也可见两证相兼或多证并现，建议治疗时多法联用，处方选药精准，剂量适当，防止过度治疗。

## 附一

# 常用治疗肝硬化的中成药药品介绍

## （一）肝气郁结证常用中成药品种

### 护肝片（颗粒、胶囊）

【处方】柴胡、茵陈、板蓝根、五味子、猪胆粉、绿豆。

【功能与主治】疏肝理气，健脾消食。有降低转氨酶的作用。用于慢性肝炎及早期肝硬化。

【用法与用量】

片剂：口服。规格（1）、（2）、（3）一次4片，一日3次。

颗粒剂：口服。规格（1）一次1.5g，规格（2）一次2g，一日3次。

胶囊：口服。一次4粒，一日3次。

【注意事项】

1．本品药性偏寒，脾胃虚寒者不宜用。

2．本品降酶时，一般疗程为1个月，在血清丙氨酸氨基转移酶（ALT）[又称谷丙转氨酶（GPT）]指标下降时，应注意血清天门冬氨酸氨基转移酶（AST）[又称谷草转氨酶（GOT）]是否下降，并全面观察肝功能及相应体征是否好转，以免延误病情。

3．如果肝功能全面好转，需停用本药时应递减剂量，不宜骤停，以免ALT反跳。

4．重症肝炎、肝衰竭及肝硬化失代偿期患者不宜用。

5．服药期间应绝对戒酒。

**【规格】**

片剂：（1）糖衣片，片芯重0.35g；（2）薄膜衣片，每片重0.36g；（3）薄膜衣片，每片重0.38g。

颗粒剂：每袋装（1）1.5g，（2）2g。

胶囊：每粒装0.35g。

**【贮藏】**密封。

## 肝脾康胶囊

**【处方】**柴胡、黄芪、青皮、白芍、白术、板蓝根、姜黄、茯苓、水蛭、三七、郁金、鸡内金、熊胆粉、水牛角浓缩粉。

**【功能与主治】**舒肝健脾，活血清热。用于肝郁脾虚、余热未清证，症见胁肋胀痛、胸脘痞闷、食少纳呆、神疲乏力、面色晦黯、胁下积块，以及慢性肝炎、早期肝硬化见上述证候者。

**【用法与用量】**餐前半小时口服。一次5粒，一日3次，3个月为一疗程；或遵医嘱。

**【禁忌】**孕妇禁用。

**【规格】**每粒装0.35g。

**【贮藏】**密封。

## 舒肝丸（片、颗粒）

**【处方】**川楝子、酒白芍、延胡索（醋制）、枳壳、片姜黄、沉香、厚朴、陈皮、朱砂、砂仁、豆蔻、茯苓、木香。

**【功能与主治】**舒肝和胃，理气止痛。用于肝郁气滞，胸胁胀满，胃脘疼痛，嘈杂呕吐，嗳气泛酸。

**【用法与用量】**

丸剂：口服。大蜜丸一次 1 丸，水蜜丸一次 4g，水丸一次 2.3g，一日 2～3 次。

片剂：口服。一次 4 片，一日 2 次。

颗粒剂：温开水或姜汤送服。一次 1 袋，一日 2 次。

**【禁忌】** 孕妇慎用。

**【注意事项】**

1. 本品含朱砂，不可过量、久服，肝肾功能不全者慎用。

2. 应保持心情舒畅，忌郁闷、恼怒。

**【规格】**

丸剂：大蜜丸，每丸重 6g；水蜜丸，每 100 丸重 20g；水丸，每 20 丸重 2.3g。

片剂：每素片重 0.6g。

颗粒剂：每袋装 3g。

**【贮藏】** 密封。

## （二）水湿内阻证常用中成药品种

### 五苓散（胶囊、片）

**【处方】** 茯苓、泽泻、猪苓、肉桂、炒白术。

**【功能与主治】** 温阳化气，利湿行水。用于阳不化气，水湿内停所致的水肿，症见小便不利，水肿腹胀，呕逆泄泻，渴不思饮。

**【用法与用量】**

散剂：口服。一次 6～9g，一日 2 次。

胶囊：口服。一次 3 粒，一日 2 次。

片剂：口服。一次 4～5 片，一日 3 次。

**【注意事项】**

1．湿热下注，气滞水停，风水泛溢所致水肿不宜用。

2．阴虚津液不足之口渴、小便不利者不宜用。

3．痰热犯肺，气喘咳嗽者不宜用。

4．湿热下注，伤食所致泄泻不宜用。

5．本品含温热及渗利药物，孕妇慎用。

6．服药期间饮食宜清淡，忌辛辣、油腻和煎炸类食物。

**【规格】**

散剂：每袋装（1）6g，（2）9g。

胶囊：每粒装 0.45g。

片剂：每片重 0.35g。

**【贮藏】** 密封。

## 香砂养胃丸（颗粒、片）

**【处方】** 白术、木香、砂仁、豆蔻（去壳）、广藿香、陈皮、厚朴（姜制）、香附（醋制）、茯苓、枳实（炒）、半夏（制）、甘草。

**【功能与主治】** 温中和胃。用于胃阳不足、湿阻气滞所致的胃痛、痞满，症见胃痛隐隐、脘闷不舒、呕吐酸水、嘈杂不适、不思饮食、四肢倦怠。

**【用法与用量】**

丸剂：口服。规格（1）浓缩丸，一次 8 丸，一日 3 次；规格（2）水丸，一次9g，一日2次。

颗粒剂：开水冲服。一次5g，一日2次。

片剂：口服。一次4～8片，一日2次。

**【禁忌】** 对本品过敏者禁用。

**【注意事项】**

1. 胃阴虚者不宜用，表现为口干欲饮、大便干结、小便短少。

2. 湿热中阻所致痞满、胃痛、呕吐者慎用。

3. 孕妇及过敏体质者慎用。

4. 饮食宜清淡，忌烟酒及辛辣、生冷、油腻食物。

**【规格】**

丸剂：（1）每8丸相当于原药材3g，（2）每袋装9g。

颗粒剂：每袋装5g。

片剂：每片重0.6g。

**【贮藏】** 密封。

### （三）湿热蕴结证常用中成药品种

## 强肝胶囊（颗粒、片）

**【处方】** 茵陈、板蓝根、当归、白芍、生黄芪、党参、山药、黄精、丹参、地黄、郁金、神曲、山楂、泽泻、秦艽、甘草。

**【功能与主治】** 健脾疏肝，清利湿热，益气养血。用于肝郁脾虚、湿热蕴结所致的两胁胀痛、乏力、脘痞、腹胀、面色无华、腰膝酸软，及慢性肝炎、早期肝硬化、脂肪肝、中毒性肝炎等。

**【用法与用量】**

胶囊：饭后口服。一次 3 粒，一日 3 次。

颗粒剂：温开水冲服。一次 1 袋，一日 2 次。

片剂：口服。一次 4 片，一日 2 次。

每服 6 日停 1 日，8 周为一疗程，停 1 周，再进行第二疗程。

**【注意事项】**

1．有胃、十二指肠溃疡或高酸性慢性胃炎者应减量服用。

2．妇女经期可暂停服用。

3．忌酒及辛辣、油腻食物。

4．有文献报道，服用强肝胶囊可引起晕厥。

**【规格】**

胶囊：每粒装 0.4g。

颗粒剂：每袋装 5g。

片剂：薄膜衣片，每片重 0.5g。

**【贮藏】**密封。

## 茵陈五苓丸

**【处方】**茵陈、泽泻、茯苓、猪苓、炒白术、肉桂。

**【功能与主治】**清湿热，利小便。用于肝胆湿热，脾肺郁结引起的湿热黄疸，胆腹胀满，小便不利。

**【用法与用量】**口服。一次 6g，一日 2 次。

**【注意事项】**

1．黄疸属寒湿阴黄者忌用。

2．方中含有温通、利水渗湿之品，有碍胎气，孕妇慎用。

3．服药期间饮食宜用清淡易消化之品，忌酒，忌食辛辣、油腻之品。

4．忌恚怒、忧郁、劳碌，保持心情舒畅。

【规格】水丸，每20粒重1g。

【贮藏】密闭，防潮。

## （四）肝肾阴虚证常用中成药品种

### 六味地黄丸（颗粒、胶囊）

【处方】熟地黄、酒萸肉、牡丹皮、山药、茯苓、泽泻。

【功能与主治】滋阴补肾。用于肾阴亏损，头晕耳鸣，腰膝酸软，骨蒸潮热，盗汗遗精，消渴。

【用法与用量】

丸剂：口服。规格（1）大蜜丸，一次1丸，一日2次；规格（2）浓缩丸，一次8丸，一日3次；规格（3）水蜜丸，一次6g，一日2次；规格（4）、（5）、（6）小蜜丸，一次9g，一日2次。

颗粒剂：开水冲服。一次5g，一日2次。

胶囊：口服。规格（1）一次1粒，规格（2）一次2粒，一日2次。

【注意事项】

1．脾虚、气滞、食少纳呆者慎用。

2．感冒者慎用。

3．服药期间饮食宜清淡，忌辛辣、油腻之品。

【规格】

丸剂：（1）每丸重9g，（2）每8丸重1.44g（每8丸相当于饮片 3g )，( 3 ) 每袋装 6g，( 4 ) 每袋装 9g，( 5 ) 每瓶装 60g，( 6 ) 每瓶装 120g。

颗粒剂：每袋装 5g。

胶囊：每粒装 ( 1 ) 0.3g，( 2 ) 0.5g。

【贮藏】密封。

【药理毒理】动物实验证明六味地黄丸对小鼠移植性肝癌自杀基因治疗具有一定的增效作用，其疗效优于单纯自杀基因疗法或单纯六味地黄丸治疗[1]。对甲状腺功能亢进肾阴虚证所致的 cAMP、cGMP 含量升高，以及红细胞膜和器官组织 $Na^+$、$K^+$-ATP 酶活性增强均有显著调节作用，使之恢复到正常水平[2]。本品具有保护糖尿病肾病大鼠肾脏的作用[3]。

【临床报道】

1．冯小红等观察了六味地黄丸联合普通干扰素对慢性乙型病毒性肝炎患者血清 HBsAg 滴度及相关指标的影响。结论：六味地黄丸联合普通干扰素治疗对降低 HBeAg 阴性慢性乙型病毒性肝炎患者 HBsAg 滴度，改善症状和肝脏生化方面具有明显优势[4]。

2．孙晓玲等观察了六味地黄丸、甘利欣的保肝效果。结论：六味地黄丸加甘利欣治疗慢性病毒性肝炎肝功能持续异常安全有效[5]。

【参考文献】

[1] 杜标炎，王慧峰，谭宇蕙，等．六味地黄丸对小鼠移植性肝癌自杀基因治疗的增效作用 [J]. 广州中医药大学学报，2007，24（2）：132-136.

[2] 黄江荣，李祥华，张家均，等．六味地黄丸对甲状腺功能

亢进肾阴虚型小鼠 cAMP、cGMP 含量和 $Na^+$，$K^+-ATP$ 酶活性的影响 [J]. 中药药理与临床，2011，27（6）：1-3.

[3] 刘卿，周于禄，裴奇，等. 六味地黄丸对糖尿病肾病大鼠肾脏保护作用的研究 [J]. 湖南中医药大学学报，2007，27（6）：40-43.

[4] 冯小红，张红峰. 六味地黄丸联合普通干扰素对慢性乙型病毒性肝炎患者血清 HBsAg 滴度的影响 [J]. 河南中医，2012，32（9）：1150-1151.

[5] 孙晓玲，党中方. 中西医结合治疗慢性迁延性病毒性肝炎临床研究 [J]. 中医学报，2011，26（7）：868-869.

## 杞菊地黄丸（胶囊、片）

【处方】枸杞子、菊花、熟地黄、酒萸肉、牡丹皮、山药、茯苓、泽泻。

【功能与主治】滋肾养肝。用于肝肾阴亏，眩晕耳鸣，羞明畏光，迎风流泪，视物昏花。

【用法与用量】

丸剂：口服。规格（1）大蜜丸，一次 1 丸，一日 2 次；规格（2）浓缩丸，一次 8 丸，一日 3 次；规格（3）水蜜丸，一次 6g，一日 2 次；规格（4）、（6）小蜜丸，一次 9g，一日 2 次；规格（5）小蜜丸，一次 6g，一日 2 次。

胶囊：口服。一次 5～6 粒，一日 3 次。

片剂：口服。一次 3～4 片，一日 3 次。

【注意事项】

1. 实火亢盛所致的头晕、耳鸣慎用。

2．脾胃虚寒，大便稀溏者慎用。

3．服药期间忌酸冷食物。

**【规格】**

丸剂：（1）每丸重9g，（2）每8丸相当于原药材3g，（3）每袋装6g，（4）每袋装9g，（5）每瓶装60g，（6）每瓶装120g。

胶囊：每粒装0.3g。

片剂：片芯重0.3g。

**【贮藏】**密封。

**【药理毒理】**动物实验表明杞菊地黄丸能缓解糖尿病大鼠肾组织氧化应激状态，从而减轻糖尿病引起的肾脏损伤[1]；具有较好的防治高脂血症和消退主动脉粥样硬化斑块的作用[2]。

**【临床报道】**

1．胡涛等开展了杞菊地黄丸联合恩替卡韦治疗肝肾阴虚型慢性乙型肝炎的临床研究，研究纳入77例慢性乙型肝炎患者，中医辨证属肝肾阴虚型。治疗过程中治疗组能够更快地降低病毒滴度，减轻肝脏炎症反应，这可能与杞菊地黄丸的免疫调节作用有关[3]。

2．张锦义观察了阿德福韦酯联合杞菊地黄丸治疗肝肾阴虚型慢性乙型肝炎的疗效。结论：阿德福韦酯联合杞菊地黄丸可明显提高肝肾阴虚型慢性乙肝患者的血清HBeAg阴转率、HBeAg/抗HBe血清转换率，并能明显降低HBV-DNA和ALT，是一种对肝肾阴虚型慢性乙肝较好的治疗方法[4]。

**【参考文献】**

[1] 陈宇，李华.杞菊地黄丸对糖尿病大鼠肾脏的保护作用 [J].中国实验方剂学杂志，2011，17（19）：251-253.

[2] 何剑平，李俊，李小敏，等.杞菊地黄丸对家兔实验性高脂血症及动脉粥样硬化的影响 [J].深圳中西医结合杂志，2002，12（6）：332-334.

[3] 胡涛，吕志平.杞菊地黄丸联合恩替卡韦治疗肝肾阴虚型慢性乙型肝炎的临床研究 [J].浙江中医杂志，2009，44（1）：48-49.

[4] 张锦义，姜宏伟.阿德福韦酯联合杞菊地黄丸治疗肝肾阴虚型乙型肝炎的临床研究 [J].中国现代医生，2011，49（3）：38-39.

## 知柏地黄丸

**【处方】**知母、黄柏、熟地黄、山茱萸（制）、牡丹皮、山药、茯苓、泽泻。

**【功能与主治】**滋阴降火。用于阴虚火旺，潮热盗汗，口干咽痛，耳鸣遗精，小便短赤。

**【用法与用量】**口服。规格（1）大蜜丸，一次1丸，一日2次；规格（2）、（6）浓缩丸，一次8丸，一日3次；规格（3）、（5）水蜜丸，一次6g，一日2次；规格（4）小蜜丸，一次9g，一日2次。

**【注意事项】**

1．气虚发热及实热者不宜用。

2．脾虚便溏、气滞中满者不宜用。

3．感冒者慎用。

4．服药期间饮食宜清淡，忌辛辣、油腻之品。

【规格】（1）每丸重9g，（2）每10丸重1.7g，（3）每袋装6g，（4）每袋装9g，（5）每瓶装60g，（6）每8丸相当于原生药3g。

【贮藏】密封。

## （五）脾肾阳虚证常用中成药品种

# 附子理中丸（片）

【处方】附子（制）、党参、炒白术、干姜、甘草。

【功能与主治】温中健脾。用于脾胃虚寒，脘腹冷痛，呕吐泄泻，手足不温。

【用法与用量】

丸剂：口服。规格（1）大蜜丸，一次1丸，一日2～3次；规格（2）浓缩丸，一次8～12丸，一日3次；规格（3）水蜜丸，一次6g，一日2～3次。

片剂：口服。一次6～8片，一日1～3次。

【注意事项】

1．大肠湿热泄泻者不宜用。

2．急性肠胃炎，泄泻兼有大便不畅、肛门灼热者不宜用。

3．湿热中阻患者慎用。

4．孕妇慎用。

5．服药期间忌生冷、油腻之品。

6．本品中有附子，服药后如有血压增高、头痛、心悸等症状，应立即停药，去医院就诊。

**【规格】**

丸剂：（1）每丸重9g，（2）每8丸相当于原生药3g，（3）每袋装6g。

片剂：基片重0.25g。

**【贮藏】**密封。

## （六）瘀血阻络证常用中成药品种

### 复方鳖甲软肝片

**【处方】**鳖甲、炮山甲、鸡内金、三七、赤芍、冬虫夏草、紫河车等。

**【功能与主治】**软坚散结，化瘀解毒，益气养血。用于慢性乙型肝炎肝纤维化及早期肝硬化属瘀血阻络，气血亏虚兼热毒未尽证。症见胁肋隐痛或胁下痞块，面色晦黯，脘腹胀满，纳差便溏，神疲乏力，口干口苦，赤缕红丝等。

**【用法与用量】**口服。一次4片，一日3次，6个月为一疗程；或遵医嘱。

**【禁忌】**孕妇忌服。

**【注意事项】**偶见轻度消化道反应，一般可自行缓解。

**【规格】**每片重0.5g。

**【贮藏】**密封。

**【临床报道】**

1. 黄文伦等观察了阿德福韦酯胶囊与复方鳖甲软肝片联合治疗早期乙型肝炎肝硬化的疗效。结论：阿德福韦酯胶囊与复方鳖甲软肝片联合治疗组将抗乙肝病毒与抗肝纤维化联合起来，在抗乙肝病毒、改善肝脏炎性反应及抗肝纤维化等方面均优于单用阿德福韦酯胶囊组，是治疗早期乙型肝炎肝硬化有效的联合方案[1]。

2. 陆海英等观察了复方鳖甲软肝片治疗 92 例慢性乙型肝炎肝硬化患者的疗效。结论：复方鳖甲软肝片是治疗慢性乙型肝炎早期肝硬化有效而且安全的中药制剂[2]。

**【参考文献】**

[1] 黄文伦，梁丽珍. 阿德福韦酯胶囊与复方鳖甲软肝片联合治疗早期乙肝肝硬化临床观察 [J]. 中国实用医药，2009，4（7）：158-159.

[2] 陆海英，曾争，吴赤红，等. 复方鳖甲软肝片治疗慢性乙型肝炎早期肝硬化的临床研究 [J]. 胃肠病学和肝病学杂志，2007，16（6）：605-606.

## 扶正化瘀胶囊

**【处方】** 丹参、发酵虫草菌粉、桃仁、松花粉、绞股蓝、制五味子。

**【功能与主治】** 活血祛瘀，益精养肝。用于乙型肝炎肝纤维化属瘀血阻络，肝肾不足证者。症见胁下痞块，胁肋疼痛，面色晦黯或见赤缕红斑，腰膝酸软，疲倦乏力，头晕目涩，舌质暗红或有瘀斑，苔薄或微黄，脉弦细。

**【用法与用量】** 口服。一次 3 粒，一日 3 次，24 周为一疗程。

**【禁忌】** 孕妇忌服。

**【注意事项】** 偶见服后胃中有不适感。

**【规格】** 每粒装 0.5g。

**【贮藏】** 密封。

**【药理毒理】** 大鼠试验显示，扶正化瘀方可抑制四氯化碳加高脂饲料致大鼠肝纤维化的程度，其机制为通过抑制 MMP-2 的激活与活性水平，并减少Ⅳ型胶原沉积，而起到减轻肝组织的破坏与重构而发挥抗肝纤维化的作用[1]。

**【参考文献】**

[1] 崔红燕，刘成海，孙保木，等．扶正化瘀方对四氯化碳肝纤维化大鼠基膜型基质金属蛋白酶活性的影响 [J]. 时珍国医国药，2009，20（8）：2045-2047.

## 鳖甲煎丸

**【处方】** 鳖甲胶、阿胶、蜂房（炒）、鼠妇虫、土鳖虫（炒）、蜣螂、硝石（精制）、柴胡、黄芩、半夏（制）、党参、干姜、厚朴（姜制）、桂枝、白芍（炒）、射干、桃仁、牡丹皮、大黄、凌霄花、葶苈子、石韦、瞿麦。

**【功能与主治】** 活血化瘀，软坚散结。用于胁下癥块属气滞血瘀证。

**【用法与用量】** 口服，温开水送服。一次 3g，一日 2 ～ 3 次。

**【禁忌】** 孕妇忌服。

**【规格】** 水蜜丸，（1）每 40 丸重 3g，（2）每 200 丸重 3g。

**【贮藏】** 密封。

**【临床报道】**

1．姚飞龙等开展了鳖甲煎丸联合阿德福韦酯治疗乙型肝炎后肝硬化 50 例疗效观察。目的：观察鳖甲煎丸联合阿德福韦酯治疗乙型肝炎后肝硬化的疗效。结果：治疗 1 年后，治疗组肝功能复常率、肝纤维化标志物的改善均显著优于对照组（$P < 0.05$）。结论：鳖甲煎丸联合阿德福韦酯治疗乙型肝炎后肝硬化疗效确切[1]。

2．孟胜喜通过观察鳖甲煎丸治疗 63 例早期肝硬化门脉高压症探讨其临床疗效。结论：鳖甲煎丸对治疗肝纤维化及早期肝硬化有明确疗效，在门脉压力与缩脾方面有针对性的作用[2]。

**【参考文献】**

[1] 姚飞龙，贺松其，吕志平．鳖甲煎丸联合阿德福韦酯治疗乙型肝炎后肝硬化 50 例疗效观察 [J]. 新中医，2011，43（4）：31-32.

[2] 孟胜喜．鳖甲煎丸治疗早期肝硬化门脉高压症 63 例 [J]. 辽宁中医药大学学报，2009，11（6）：155-156.

# 大黄䗪虫丸

**【处方】** 熟大黄、土鳖虫（炒）、水蛭（制）、虻虫、（去翅足，炒）、蛴螬（炒）、干漆（煅）、桃仁、苦杏仁（炒）、黄芩、地黄、白芍、甘草。

**【功能与主治】** 活血破瘀，通经消癥。用于瘀血内停所致的癥瘕、闭经，症见腹部肿块，肌肤甲错，目眶黯黑，潮热羸瘦，闭经不行。

**【用法与用量】** 口服。一次 3g，一日 1 ~ 2 次。用于慢性乙型活动性肝炎一次 3g，一日 3 次；或遵医嘱。

**【禁忌】** 孕妇禁用，皮肤过敏者停服。

**【注意事项】** 无特殊。

**【规格】** 大蜜丸，每丸重 3g；水蜜丸，每丸重 0.072g。

**【贮藏】** 密封。

# 九味肝泰胶囊

**【处方】** 三七、郁金、蜈蚣（不去头足）、大黄（酒制）、黄芩、山药、蒺藜、姜黄、五味子。

**【功能与主治】**化瘀通络，舒肝健脾。用于气滞血瘀兼肝郁脾虚所致的胁肋痛或刺痛，抑郁烦闷，食欲不振，食后腹胀脘痞，大便不调，或胁下痞块等。

**【用法与用量】**口服。一次4粒，一日3次；或遵医嘱。

**【禁忌】**孕妇禁用。

**【规格】**每粒装0.35g。

**【贮藏】**密封。

## 安络化纤丸

**【处方】**地黄、三七、水蛭、地龙、牛黄、白术等。

**【功能与主治】**健脾养肝，凉血活血，软坚散结。用于慢性乙型肝炎，乙肝后早、中期肝硬化表现为肝脾两虚、瘀热互结证候者，症见胁肋疼痛、脘腹胀满、神疲乏力、口干咽燥、纳食减少、便溏不爽、小便黄等。

**【用法与用量】**口服。一次6g，一日2次，3个月为一疗程；或遵医嘱。

**【禁忌】**孕妇禁用。

**【注意事项】**忌酒、辣椒，月经期减量。

**【规格】**浓缩丸，每袋装6g。

**【贮藏】**密封。

**【药理毒理】**动物实验表明，本品可显著改善AFLD大鼠肝组织的病理损害[1]，减小虫卵肉芽肿的直径，抑制肝纤维化的形成[2]。

**【临床报道】**李金科等观察了肝炎肝硬化患者应用安络化纤丸治疗后临床症状、体征、肝功能、血清肝纤维化指标的恢复情况和肝脏脾脏影像学改变。结果：安络化纤丸治疗后血清透明质酸酶（HA）、层粘蛋白（LN）和Ⅲ型前胶原（PC-Ⅲ）平均水平下降十分显著，HA尤为突出；肝脏影像学检查有显著改善。结论：安络化纤丸有较好的抗肝硬化效果[3]。

**【参考文献】**

[1] 相妍笑，娄海燕，王菊英，等.安络化纤丸预防大鼠酒精性脂肪肝形成的作用 [J].中国生化药物杂志，2011，32（6）：440-443.

[2] 李小虎，黄海燕，黄加权.安络化纤丸对鼠血吸虫肝纤维化的作用及机制探讨 [J].中国药师，2010，13（12）：1823-1824.

[3] 李金科，李芳，朱琳，等.安络化纤丸治疗中晚期肝炎肝硬化70例临床观察 [J].中西医结合肝病杂志，2009，19（1）：54-55.

## 甲芪肝纤颗粒

**【处方】**黄芪、防己、茯苓、厚朴、延胡索、赤芍、牛膝、桃仁、莪术、鳖甲、土鳖虫。

**【功能与主治】**健脾祛湿，舒肝活血。用于慢性肝炎肝纤维化。适用于肝病传脾，瘀湿互结，气血运行不畅，终成肝郁血瘀，脾虚湿滞证。主治慢性乙型肝炎肝纤维化。阻断肝纤维化，有效预防肝硬化。减轻肝细胞炎症坏死，改善肝功能，抑制肝纤维增生。

**【用法与用量】**开水冲服。一次1袋，一日3次，3个月为一疗程。

**【禁忌】**孕妇忌用。

**【注意事项】**偶见口苦、恶心、呕吐、乏力、食欲下降、黄疸、瘙痒、肝功能异常，除口苦、恶心与药物有关外，其余不良事件与药物的关系尚无法判定。

【规格】每袋装 4g。

【贮藏】密封。

# 附二

## 常用治疗肝硬化并发症的中成药药品介绍

### （一）肝硬化合并腹水常用中成药品种

## 五苓散（胶囊、片）

【处方】茯苓、泽泻、猪苓、肉桂、炒白术。

【功能与主治】温阳化气，利湿行水。用于阳不化气、水湿内停所致的水肿，症见小便不利，水肿腹胀，呕逆泄泻，渴不思饮。

【用法与用量】

散剂：口服。一次 6 ～ 9g，一日 2 次。

胶囊：口服。一次 3 粒，一日 2 次。

片剂：口服。一次 4 ～ 5 片，一日 3 次。

【注意事项】

1．湿热下注，气滞水停，风水泛溢所致水肿不宜用。

2．阴虚津液不足之口渴、小便不利者不宜用。

3．痰热犯肺，气喘咳嗽者不宜用。

4．湿热下注，伤食所致泄泻不宜用。

5．本品含温热及渗利药物，孕妇慎用。

6．服药期间饮食宜清淡，忌辛辣、油腻和煎炸类食物。

**【规格】**

散剂：每袋装（1）6g，（2）9g。

胶囊：每粒装 0.45g。

片剂：每片重 0.35g。

**【贮藏】** 密封。

## （二）肝硬化合并上消化道出血常用中成药品种

### 云南白药胶囊

**【处方】** 略（保密方）。

**【功能与主治】** 化瘀止血，活血止痛，解毒消肿。用于跌打损伤，瘀血肿痛，吐血，咳血，便血，痔血，崩漏下血，手术出血，疮疡肿毒及软组织挫伤，闭合性骨折，支气管扩张及肺结核咳血，溃疡病出血，以及皮肤感染性疾病。

**【用法与用量】** 刀、枪、跌打损伤，无论轻重，出血者用温开水送服；瘀血肿痛与未流血者用酒送服；妇科各症，用酒送服；但月经过多、崩漏者用温开水送服。毒疮初起，服 0.25g，另取药粉用酒调匀，敷患处；如已化脓，只需内服，其他内出血各症均可内服。口服，一次 1～2 粒，一日 4 次（2～5 岁按 1/4 剂量服用，6～12 岁按 1/2 剂量服用）。凡遇较重之跌打损伤可先服保险子 1 粒，轻伤及其他病症不必服。

**【禁忌】** 对本药过敏者禁用。

**【注意事项】** 孕妇及过敏体质者忌服。服药 1 日内忌食蚕豆、鱼及酸冷食物。保险子放置在标有"保险子"字样的小瓶内，使用时取出。外用前务必清洁创面。

【规格】每粒装 0.25g。

【贮藏】密封，置干燥处。

## （三）肝硬化合并贫血常用中成药品种

### 养血饮口服液

【处方】当归、黄芪、鹿角胶、阿胶、大枣。

【功能与主治】补气养血，益肾助脾。用于气血两亏，崩漏下血，体虚羸弱，血小板减少及贫血，对放疗和化疗后引起的白细胞减少症有一定的治疗作用。

【用法与用量】口服。一次 1 支，一日 2 次。

【注意事项】

1．体实有热者慎用。

2．服药期间宜清淡易消化饮食，忌辛辣、油腻、生冷食物。

3．感冒者停用。

【规格】每支装 10ml。

【贮藏】密封。

### 芪枣冲剂

【处方】黄芪、茯苓、鸡血藤干膏、大枣。

【功能与主治】益气补血，健脾和胃。用于白细胞减少症及病后体虚，肝脏损伤所致的免疫力下降等症。

【用法与用量】口服。一次 15～30g，一日 3 次。

【规格】颗粒剂，每袋装 5g。

【贮藏】密封。

## （四）肝硬化合并低蛋白血症常用中成药品种

## 乌鸡白凤丸（片、胶囊、口服液）

【处方】乌鸡（去毛、爪、肠）、鹿角胶、鳖甲（制）、牡蛎（煅）、桑螵蛸、人参、黄芪、当归、白芍、香附（醋制）、天冬、甘草、地黄、熟地黄、川芎、银柴胡、丹参、山药、芡实（炒）、鹿角霜。

【功能与主治】补气养血，调经止带。用于气血两虚，身体瘦弱，腰膝酸软，月经不调，崩漏带下。

【用法与用量】

丸剂：口服。规格（1）大蜜丸，一次 1 丸，一日 2 次；规格（2）水蜜丸，一次 6g，一日 2 次；规格（3）小蜜丸，一次 9g，一日 2 次；规格（4）浓缩丸，一次 9g，一日 1 次，或将药丸加适量开水溶后服。

片剂：口服。一次 2 片，一日 2 次。

胶囊：口服。一次 2～3 粒，一日 3 次。

口服液：口服。一次 10ml，一日 2 次。

【注意事项】

1．月经不调或崩漏属血热实证者慎用。

2．忌辛辣、刺激性食物。

【规格】

丸剂：（1）每丸重 9g，（2）每袋装 6g，（3）每袋装 9g，（4）

每 10 丸重 1g。

片剂：每片重 0.5g。

胶囊：每粒装 0.3g。

口服液：每支装 10ml。

【贮藏】密封。

## （五）肝硬化合并免疫力低下常用中成药品种

### 百令胶囊

【处方】发酵虫草菌粉。

【功能与主治】补肺肾，益精气。用于肺肾两虚引起的咳嗽、气喘、咯血、腰背酸痛，慢性支气管炎的辅助治疗。

【用法与用量】口服。一次 5～15 粒，一日 3 次。

【注意事项】外感实证咳喘者慎用，忌辛辣食物。

【规格】每粒装（1）0.2g，（2）0.5g。

【贮藏】密封。

### 贞芪扶正胶囊（颗粒）

【处方】黄芪、女贞子。

【功能与主治】补气养阴。用于久病虚损，气阴不足。配合手术、放射治疗、化学治疗，促进正常功能的恢复。

【用法与用量】

胶囊：口服。一次 4 粒，一日 2 次。

颗粒剂：开水冲服。一次 1 袋，一日 2 次。

**【注意事项】**

1．不宜与感冒药同服。

2．忌生冷、油腻、不易消化食物。

**【规格】**

胶囊：每粒装 0.35g（相当于原药材 3.125g）。

颗粒剂：每袋装（1）15g，（2）5g（无糖型）。

**【贮藏】** 密封。

**【药理毒理】** 动物实验证明注射用贞芪扶正能明显改善环磷酰胺导致的免疫功能低下小鼠的免疫功能[1]。贞芪扶正胶囊可增强化学诱癌时大鼠的抗癌能力，减轻致癌剂对肝脏的毒性损伤并延缓肝癌发生[2]。贞芪扶正颗粒、复方阿胶浆对皮下注射苯所致小鼠再生障碍性贫血模型血细胞状况及骨髓象均有较好的改善作用，与贞芪扶正颗粒有较为明显的剂量依赖关系[3]。

**【参考文献】**

[1] 刘焕龙，陈雪彦，潘振华，等．注射用贞芪扶正对免疫功能低下小鼠的免疫调节作用 [J]. 河北医药，2010，32（19）：2660-2662.

[2] 官阳，周泽斌，阮幼冰，等．贞芪扶正胶囊抗大鼠肝癌机制的研究 [J]. 华中科技大学学报（医学版），2002，31（1）：27-29.

[3] 苗明三，周立华，陈纲领，等．贞芪扶正颗粒和复方阿胶浆干预再生障碍性贫血模型小鼠外周血及骨髓象的变化 [J]. 中国组织工程研究与临床康复，2007，11（15）：2890-2892.

# 附三

## 治疗肝硬化及其并发症的常用中成药简表

| 适宜证型 | 药物名称 | 功 能 | 主治病证 | 用法用量 | 备注 |
|---|---|---|---|---|---|
| 肝气郁结证 | 护肝片（颗粒、胶囊） | 疏肝理气，健脾消食。有降低转氨酶的作用。 | 用于慢性肝炎及早期肝硬化。 | 片剂：口服。规格（1）、（2）、（3）一次4片，一日3次。颗粒剂：口服。规格（1）一次1.5g，规格（2）一次2g，一日3次。胶囊：口服。一次4粒，一日3次。 | 药典，基药，医保 |
| | 肝脾康胶囊 | 舒肝健脾，活血清热。 | 用于肝郁脾虚、余热未清证，症见胁肋胀痛、胸脘痞闷、食少纳呆、神疲乏力、面色晦黯、胁下积块，以及慢性肝炎、早期肝硬化见上述证候者。 | 餐前半小时口服。一次5粒，一日3次，3个月为一疗程；或遵医嘱。 | |
| | 舒肝丸（片、颗粒） | 舒肝和胃，理气止痛。 | 用于肝郁气滞，胸胁胀满，胃脘疼痛，嘈杂呕吐，嗳气泛酸。 | 丸剂：口服。大蜜丸一次1丸，水丸一次2.3g，水蜜丸一次4g，一日2～3次。片剂：口服。一次4片，一日2次。颗粒剂：温开水或姜汤送服。一次1袋，一日2次。 | 药典，医保 |
| 水湿内阻证 | 五苓散（胶囊、片） | 温阳化气，利湿行水。 | 用于阳不化气，水湿内停所致的水肿，症见小便不利，水肿腹胀，呕逆泄泻，渴不思饮。 | 散剂：口服。一次6～9g，一日2次。胶囊：口服。一次3粒，一日2次。片剂：口服。一次4～5片，一日3次。 | 药典，基药，医保 |

| 适宜证型 | 药物名称 | 功能 | 主治病证 | 用法用量 | 备注 |
|---|---|---|---|---|---|
| 水湿内阻证 | 香砂养胃丸（颗粒、片） | 温中和胃。 | 用于胃阳不足、湿阻气滞所致的胃痛、痞满，症见胃痛隐隐、脘闷不舒、呕吐酸水、嘈杂不适、不思饮食、四肢倦怠。 | 丸剂：口服。规格（1）浓缩丸，一次8丸，一日3次；规格（2）水丸，一次9g，一日2次。颗粒剂：开水冲服。一次5g，一日2次。片剂：口服。一次4～8片，一日2次。 | 药典，基药，医保 |
| 湿热蕴结证 | 强肝胶囊（颗粒、片） | 健脾疏肝，清利湿热，益气养血。 | 用于肝郁脾虚、湿热蕴结所致的两胁胀痛、乏力、脘痞、腹胀、面色无华、腰膝酸软，及慢性肝炎、早期肝硬化、脂肪肝、中毒性肝炎等。 | 胶囊：饭后口服。一次3粒，一日3次。颗粒剂：温开水冲服。一次1袋，一日2次。片剂：口服。一次4片，一日2次。每服6日停1日，8周为一疗程，停1周，再进行第二疗程。 | 医保 |
| | 茵陈五苓丸 | 清湿热，利小便。 | 用于肝胆湿热，脾肺郁结引起的湿热黄疸，胆腹胀满，小便不利。 | 口服。一次6g，一日2次。 | 医保 |
| 肝肾阴虚证 | 六味地黄丸（颗粒、胶囊） | 滋阴补肾。 | 用于肾阴亏损，头晕耳鸣，腰膝酸软，骨蒸潮热，盗汗遗精，消渴。 | 丸剂：口服。规格（1）大蜜丸，一次1丸，一日2次；规格（2）浓缩丸，一次8丸，一日3次；规格（3）水蜜丸，一次6g，一日2次；规格（4）、（5）、（6）小蜜丸，一次9g，一日2次。颗粒剂：开水冲服。一次5g，一日2次。胶囊：口服。规格（1）一次1粒，规格（2）一次2粒，一日2次。 | 药典，基药，医保 |

| 适宜证型 | 药物名称 | 功能 | 主治病证 | 用法用量 | 备注 |
|---|---|---|---|---|---|
| 肝肾阴虚证 | 杞菊地黄丸（胶囊、片） | 滋肾养肝。 | 用于肝肾阴亏，眩晕耳鸣，羞明畏光，迎风流泪，视物昏花。 | 丸剂：口服。规格（1）大蜜丸，一次1丸，一日2次；规格（2）浓缩丸，一次8丸，一日3次；规格（3）水蜜丸，一次6g，一日2次；规格（4）、（6）小蜜丸，一次9g，一日2次；规格（5）小蜜丸，一次6g，一日2次。胶囊：口服。一次5～6粒，一日3次。片剂：口服。一次3～4片，一日3次。 | 药典，基药，医保 |
| | 知柏地黄丸 | 滋阴降火。 | 用于阴虚火旺，潮热盗汗，口干咽痛，耳鸣遗精，小便短赤。 | 口服。规格（1）大蜜丸，一次1丸，一日2次；规格（2）、（6）浓缩丸，一次8丸，一日3次；规格（3）、（5）水蜜丸，一次6g，一日2次；规格（4）小蜜丸，一次9g，一日2次。 | 药典，基药，医保 |
| 脾肾阳虚证 | 附子理中丸（片） | 温中健脾。 | 用于脾胃虚寒，脘腹冷痛，呕吐泄泻，手足不温。 | 丸剂：口服。规格（1）大蜜丸，一次1丸，一日2～3次；规格（2）浓缩丸，一次8～12丸，一日3次；规格（3）水蜜丸，一次6g，一日2～3次。片剂：口服。一次6～8片，一日1～3次。 | 药典，基药，医保 |
| 瘀血阻络证 | 复方鳖甲软肝片 | 软坚散结，化瘀解毒，益气养血。 | 用于慢性乙型肝炎肝纤维化及早期肝硬化属瘀血阻络，气血亏虚兼热毒未尽证。症见胁肋隐痛或胁下痞块，面 | 口服。一次4片，一日3次，6个月为一疗程；或遵医嘱。 | 医保 |

| 适宜证型 | 药物名称 | 功能 | 主治病证 | 用法用量 | 备注 |
|---|---|---|---|---|---|
| 瘀血阻络证 | | | 色晦黯，脘腹胀满，纳差便溏，神疲乏力，口干口苦，赤缕红丝等。 | | |
| | 扶正化瘀胶囊 | 活血祛瘀，益精养肝。 | 用于乙型肝炎肝纤维化属瘀血阻络，肝肾不足证者。症见胁下痞块，胁肋疼痛，面色晦黯或见赤缕红斑，腰膝酸软，疲倦乏力，头晕目涩，舌质暗红或有瘀斑，苔薄或微黄，脉弦细。 | 口服。一次3粒，一日3次，24周为一疗程。 | 医保 |
| | 鳖甲煎丸 | 活血化瘀，软坚散结。 | 用于胁下癥块属气滞血瘀证。 | 口服，温开水送服。一次3g，一日2～3次。 | 医保 |
| | 大黄䗪虫丸 | 活血破瘀，通经消癥。 | 用于瘀血内停所致的癥瘕、闭经，症见腹部肿块，肌肤甲错，目眶黯黑，潮热羸瘦，闭经不行。 | 口服。一次3g，一日1～2次。用于慢性乙型活动性肝炎一次3g，一日3次；或遵医嘱。 | 药典，医保 |
| | 九味肝泰胶囊 | 化瘀通络，舒肝健脾。 | 用于气滞血瘀兼肝郁脾虚所致的胁肋痛或刺痛，抑郁烦闷，食欲不振，食后腹胀脘痞，大便不调，或胁下痞块等。 | 口服。一次4粒，一日3次；或遵医嘱。 | 医保 |
| | 安络化纤丸 | 健脾养肝，凉血活血，软坚散结。 | 用于慢性乙型肝炎，乙肝后早、中期肝硬化表现为肝脾两虚、瘀热互结证候者，症见胁肋疼痛，脘腹胀满，神疲乏力，口干咽燥，纳食减少，便溏不爽，小便黄等。 | 口服。一次6g，一日2次，3个月为一疗程；或遵医嘱。 | |

续表

| 适宜证型 | 药物名称 | 功能 | 主治病证 | 用法用量 | 备注 |
|---|---|---|---|---|---|
| 瘀血阻络证 | 甲芪肝纤颗粒 | 健脾祛湿，舒肝活血。 | 用于慢性肝炎肝纤维化。适用于肝病传脾，瘀湿互结，气血运行不畅，终成肝郁血瘀，脾虚湿滞证。主治慢性乙型肝炎肝纤维化。阻断肝纤维化，有效预防肝硬化。减轻肝细胞炎症坏死，改善肝功能，抑制肝纤维增生。 | 开水冲服。一次1袋，一日3次，3个月为一疗程。 | |
| 肝硬化合并腹水 | 五苓散（胶囊、片） | 温阳化气，利湿行水。 | 用于阳不化气，水湿内停所致的水肿，症见小便不利，水肿腹胀，呕逆泄泻，渴不思饮。 | 散剂：口服。一次6～9g，一日2次。胶囊：口服。一次3粒，一日2次。片剂：口服。一次4～5片，一日3次。 | 药典，基药，医保 |
| 肝硬化合并上消化道出血 | 云南白药胶囊 | 化瘀止血，活血止痛，解毒消肿。 | 用于跌打损伤，瘀血肿痛，吐血，咳血，便血，痔血，崩漏下血，手术出血，疮疡肿毒及软组织挫伤，闭合性骨折，支气管扩张及肺结核咳血，溃疡病出血，以及皮肤感染性疾病。 | 刀、枪、跌打损伤，无论轻重，出血者用温开水送服；瘀血肿痛与未流血者用酒送服；妇科各症，用酒送服；但月经过多、崩漏者用温开水送服。毒疮初起，服0.25g，另取药粉用酒调匀，敷患处；如已化脓，只需内服，其他内出血各症均可内服。口服，一次1～2粒，一日4次（2～5岁按1/4剂量服用，6～12岁按1/2剂量服用）。凡遇较重之跌打损伤可先服保险子1粒，轻伤及其他病症不必服。 | 药典，基药，医保 |

| 适宜证型 | 药物名称 | 功 能 | 主治病证 | 用法用量 | 备注 |
|---|---|---|---|---|---|
| 肝硬化合并贫血 | 养血饮口服液 | 补气养血，益肾助脾。 | 用于气血两亏，崩漏下血，体虚羸弱，血小板减少及贫血，对放疗和化疗后引起的白细胞减少症有一定的治疗作用。 | 口服。一次1支，一日2次。 | 医保 |
| | 芪枣冲剂 | 益气补血，健脾和胃。 | 用于白细胞减少症及病后体虚，肝脏损伤所致的免疫力下降等症。 | 口服。一次15～30g，一日3次。 | |
| 肝硬化合并低蛋白血症 | 乌鸡白凤丸（片、胶囊、口服液） | 补气养血，调经止带。 | 用于气血两虚，身体瘦弱，腰膝酸软，月经不调，崩漏带下。 | 丸剂：口服。规格（1）大蜜丸，一次1丸，一日2次；规格（2）水蜜丸，一次6g，一日2次；规格（3）小蜜丸，一次9g，一日2次；规格（4）浓缩丸，一次9g，一日1次，或将药丸加适量开水溶后服。片剂：口服。一次2片，一日2次。胶囊：口服。一次2～3粒，一日3次。口服液：口服。一次10ml，一日2次。 | 药典，基药，医保 |
| 肝硬化合并免疫力低下 | 百令胶囊 | 补肺肾，益精气。 | 用于肺肾两虚引起的咳嗽、气喘、咯血、腰背酸痛，慢性支气管炎的辅助治疗。 | 口服。一次5～15粒，一日3次。 | 药典，医保 |
| | 贞芪扶正胶囊（颗粒） | 补气养阴。 | 用于久病虚损，气阴不足。配合手术、放射治疗、化学治疗，促进正常功能的恢复。 | 胶囊：口服。一次4粒，一日2次。颗粒剂：开水冲服。一次1袋，一日2次。 | 医保 |

# 原发性肝癌

　　肝癌是指发生于肝脏的恶性肿瘤，包括原发性肝癌和转移性肝癌两种，人们日常说的肝癌指的多是原发性肝癌。原发性肝癌是临床上最常见的恶性肿瘤之一，近年居全世界新发恶性肿瘤的第5位。原发性肝癌在我国属于高发病，我国肝癌发病人数约占全球的半数以上，一般男性多于女性，多在慢性乙型和丙型肝炎等所致的肝硬化基础上发展而来，已经严重威胁到我国人民健康和生命。

　　原发性肝癌的病因至今未完全阐明，但已证明与病毒性肝炎、酒精、饮食因素等密切相关。流行病学统计表明，慢性乙型和丙型肝炎被认为是我国引发肝癌的最常见原因。酒精对肝脏的直接损伤及其产物乙醛等对肝脏的间接损害，尤其是长期大量饮酒，会促使肝脏功能障碍，并最终导致肝硬化、肝癌的发生。如合并病毒性肝炎，则发生肝癌的几率大大增加。长期进食霉变食物、含亚硝胺食物和硒缺乏也是促发肝癌的重要因素。同时也与遗传因素、寄生虫感染等因素相关。

　　肝癌的早期表现很不典型，一些典型症状只有疾病进展到中晚期时才会发生，所以往往容易被忽视。临床出现下列症候群时应当尽早前往医院检查：食欲明显减退伴有腹部闷胀、消化不良，有时出现恶心、呕吐；右上腹或肝区有持续性或间歇性疼痛，以胀痛、隐痛为主；不能缓解的持续乏力、体重明显下降、不明原因的发热及水肿；严重而不明原因的黄疸、腹水、皮肤瘙痒等症状或体征。检查主要包括血清甲胎蛋白（AFP）和肝脏影像学检查。我国60%以上肝癌病例的血清AFP > 400μg/L，如果在病毒性肝病基础上合并AFP > 400μg/L应该高度怀疑肝癌可能。肝脏超声检查是最常用的非侵入性影像学检查，可用于肝癌的普查和治疗后随访。腹部CT已经成为肝癌诊断的重要常规手段，增强扫描可清楚地显示肝癌的大小、数目、形态、部位、边界、肿瘤血供丰富程度，以及与肝内管道的关系，对进一步明确诊断，与其他良性肝脏占位相鉴别，同时明确肝癌的分期分级，指导治疗及判断预后有重要意义。肝脏核磁共振（MRI）检查能够提高小肝癌检出率，同时对肝癌与肝脏局灶性增生结节、肝腺瘤等的鉴别有较大帮助，可以作为CT检查的重要补充。选择性肝动脉造影是侵入性检查，可以明确显示肝脏的小病灶及肿瘤血供情况，在明确诊断后还可以通过注射碘油来堵塞肿瘤供养血管达到治疗目的，适用于其他检查后仍未能确诊的患者。

　　肝癌治疗总的原则是早期发现和早期诊断。现代医学临床强调在尽可能祛除原发性病因（如控制肝炎病毒、禁酒、合理饮食等）基础上实施规范化的综合治疗。外科手术治疗是肝癌首选的治疗方法，可清除肿瘤组织，达到治愈的目的，但能否切除和切除的疗效除了与肿瘤大小和数目有关，还与肝脏功能、肝硬化程度、肿瘤部位、肿瘤界限、有无完整包膜及静脉癌栓等有密切的关系。外科治疗还可以选择肝移植手术，尤其对于合并肝硬化，肝功能失代偿的小肝癌患者，无大血管侵犯、淋巴结转移及肝外转移等情况时，肝移植手术是最佳选择。此外，对各种原因不能接受手术治疗的患者，还有很多其它治疗方法，包括射频消融、微波消融、高强度聚焦超声、动脉化疗栓塞、酒精注射、冷冻治疗、放疗、分子靶向治疗、免疫治疗等。

　　本病在中医学中属于"癥瘕"、"积聚"、"胁痛"、"鼓胀"等范畴。

## 一、中医病因病机分析及常见证型

中医学认为，肝癌的病因多样，但无外乎正衰邪盛，属本虚标实之证，与饮食内伤、情志失调、外邪侵袭、肝病迁延、先天禀赋不足和脏腑虚弱等内外因素密切相关。正虚多见脾气虚、肝肾阴虚等，标实不外气滞、血瘀、痰凝、湿热、蓄毒等，其中"瘀"、"毒"、"虚"是关键。上腹肿块、肝区疼痛多因于"瘀"，乙型和丙型肝炎病毒感染、黄曲霉素以及饮食污染属于中医"毒"的范畴，纳差、腹胀、神疲、乏力、恶心、呕吐、腹泻、消瘦等为脾虚表现。瘀、毒、虚并存，互为因果，恶性循环。一般多认为其病因为素体脏腑气血亏虚、脾胃虚弱，因湿热邪毒外侵、嗜酒过度、饮食不洁等，导致湿热或热毒内蕴肝脾，热毒内蕴、气滞血瘀，甚而肝肾受损；又或内伤七情，或劳倦内伤，情志久郁，肝失疏泄，气机不畅，血行不利乃至气滞血瘀，痰浊内生，痰瘀蕴毒化热。由于各种内外病因的影响，引起多种病理因素相互作用，互为因果，诸如气滞、血瘀、痰凝、湿浊、湿热、火郁热毒等各种邪毒胶结难解，终致气血湿热瘀毒互结于胁下，留滞于肝，而成肝癌，并进一步发展导致邪气炽盛，多脏受累，正气大伤。

由于肝癌的病机较为复杂，故肝癌的中医辨证分型目前尚无统一标准。根据肝癌的病因病机特点，基本上均是虚实夹杂为主，临床证型可见肝血瘀阻证、肝胆湿热证、脾虚湿困证、肝郁气结证、肝肾阴虚证、热毒内壅证、气阴两虚证、痰毒阻滞证、脾肾阳虚证等，其中常见证型以血瘀证、湿热证（或热毒）、脾虚证（或兼湿困）、肝郁气滞证、肝肾阴虚证为主。另一方面，肝癌患者多见正衰邪盛，虚实夹杂，证型以兼夹证为多，临床在辨证论治前提下分为早期、中期、晚期治疗，尤其是中晚期肝癌以肝气郁滞、血瘀、湿热毒盛以及肝脾肾亏虚为重，按照不同病情阶段特点进行分期辨证治疗，但针对各阶段特点侧重点不同。治疗中要注意抗癌，又要注意护肝，既要攻邪，又要补正，针对不同的病变类型、病期和不同阶段灵活运用攻与补。

## 二、辨证选择中成药

### 1. 血瘀证

【临床表现】面色黧黑，倦怠乏力，食欲不振，形体消瘦，肌肤甲错，胁下痞块，刺痛拒按，胁痛引背，固定如针刺，入夜更甚，脘腹胀满，腹壁青筋暴露，面颈部红丝如缕，口唇爪甲紫黯；舌紫黯有瘀点或瘀斑，舌底静脉曲张，舌苔薄黄，舌苔少或无苔，脉沉细或弦细涩。

【辨证要点】面色黧黑，胁下痞块，肝区刺痛部位固定；舌紫黯有瘀斑，脉细弦或涩。

【病机简析】患者素体脾胃虚弱，脏腑气血亏虚，或劳倦内伤，而致气虚血涩而血瘀；或饮食失调，损伤脾胃，湿热蕴结，热毒内生，血行不畅而瘀滞；或情志久郁，肝郁气滞而血瘀；或六淫邪毒入侵，寒凝血瘀或邪热壅滞、热灼血瘀。

【治法】活血化瘀解毒。

【辨证选药】可选用金龙胶囊、平消胶囊（片）、慈丹胶囊、槐耳颗粒、复方斑蝥胶囊、消癌平片、鳖甲煎丸、大黄䗪虫丸等。

该证以肝本脏或肝的经络瘀血阻滞为主，但因瘀血是病理产物，引起瘀血的病因很多，故在活血化瘀同时，须根据具体情况，针对病因进行辨治。此类中成药多用守宫、鳖甲、桃仁、红花、三棱、莪术、血竭、穿山甲、柴胡、蒲黄、三七、水蛭、虻虫等。

**2. 湿热证（或热毒）**

【临床表现】身目黄染，发热，口苦，胁肋灼痛胀痛，或胁下痞块按之疼痛，口干咽燥，烦渴，烦躁易怒，恶心呕吐，纳差或纳呆，脘腹胀满或灼痛，小便黄赤，大便干结或溏泻，或阴囊湿疹，或睾丸肿胀热痛，或带下黄臭，外阴瘙痒；舌质红，苔黄腻，脉弦数或弦滑。

【辨证要点】胁肋胀痛灼热，口苦泛恶，小便短赤或黄，或身目发黄；舌红苔黄腻，脉弦数。

【病机简析】由于感受湿热毒邪，或嗜酒、过食肥甘厚腻辛辣，酿生湿热，或脾胃运化失常，痰浊内生，蕴而化热，邪热壅滞、湿热蕴结而为瘀，痰、热、瘀阻遏肝胆，久而成癌。病位在肝胆，往往涉及脾胃。

【治法】利湿清热，清肝利胆。

【辨证选药】湿重于热者，可选用茵陈五苓丸；热重于湿者，可选用龙胆泻肝丸或茵栀黄口服液（颗粒）等制剂。热毒重者可选华蟾素胶囊或安替可胶囊等。

湿热证湿重于热者，多采用茵陈、白术、茯苓、柴胡、草豆蔻、佩兰、泽泻等化湿健脾，佐以赤芍、栀子、大黄、黄芩等清热凉血解毒；热重于湿者多采用龙胆草、大黄、虎杖、秦艽、金钱草、栀子、茵陈、黄芩、生石膏、知母、青蒿、决明子等清热利湿解毒；热毒重者多用蟾皮等，由于湿阻气滞，热重耗伤阴液，故佐以生地、玄参、芦根、麦门冬等养阴，厚朴、苍术、砂仁、白术、茯苓、泽泻等理气化浊。

### 3．脾虚证（或兼湿困）

【临床表现】精神疲乏，面色萎黄或身目发黄，肢体倦怠，形体消瘦，肢体困重，两胁胀痛，食少腹胀，恶心厌油，呕吐纳呆，口黏口苦，或口干不欲饮，或腹胀如鼓，四肢浮肿，大便溏薄，小便黄或短少；妇女带下量多，色白或淡黄，质稠无味；舌质淡，舌体胖有齿痕，舌苔白腻或白厚，脉濡细或沉细弱。

【辨证要点】乏力倦怠，恶心厌油，腹胀纳呆，口黏口干；舌淡苔白或腻，脉细等。

【病机简析】脾主运化，喜燥恶湿，为人体气血生化之源，后天之本。脾虚致中气虚弱，湿停中焦，则腹胀脘闷，食欲不振，胸闷乏力，四肢困倦。或感受潮湿、湿毒等，或过食寒凉，损伤脾胃，脾阳不运而致内湿壅滞。

【治法】健脾化湿。

【辨证选药】可选用养正消积胶囊、参苓白术丸（散）、人参健脾丸、四君子丸、补中益气丸（颗粒）等。

此类中成药多以党（人）参、白术、山药、茯苓、白扁豆、苍术、厚朴、陈皮、薏苡仁、砂仁等组成，可起到健运脾胃、祛除湿浊的作用，湿浊祛，脾气旺盛，则正盛邪退。

### 4．肝郁气滞证

【临床表现】情志抑郁，胁肋胀满疼痛，善叹息，头身困重，嗳气，食少脘痞，便溏或有痛泻，烦躁易怒，胸胁乳房及少腹胀满，大便干结或不调；舌质淡，舌苔薄白，脉沉弦或弦细。症状每因情志不和而加重。

【辨证要点】情志抑郁易怒，胁肋胀痛，脘痞；脉沉弦或弦细。

【病机简析】正气虚弱，邪毒乘虚侵入，加之忧愁思虑、抑郁愤怒等不良情绪，造成肝郁气结，肝失条达，肝木乘土，则脾失健运，痰湿壅滞；或肝郁化热，炼液成痰。肝郁气滞，血液经络失于调和，气滞血瘀，经络阻塞，气滞、血瘀、痰凝相互胶结，结于胁下，日久形成肝癌。

【治法】疏肝行气。

【辨证选药】可选用肝复乐片（胶囊）、复方金蒲片（胶囊）、柴胡疏肝丸、丹栀逍遥丸等。

此类中成药多以柴胡、白芍、当归、郁金、香附、白术、茯苓、陈皮、枳实、青皮、地黄等发挥疏理调达肝气之功，肝气疏畅，脾胃健运，气血和调，则气结血滞自除。

### 5. 肝肾阴虚证

【临床表现】右胁隐痛，腰膝酸软，五心烦热，头晕目眩，目干颧红，口咽干燥，耳鸣健忘，潮热盗汗，失眠多梦；舌质红绛，苔薄少津，脉细弦或细数。

【辨证要点】右胁隐痛，腰膝酸软，五心烦热；舌红少津，脉细数。

【病机简析】素体肝肾不足，或湿热疫毒久羁，邪伏血分，耗伤肝肾之阴；同时湿阻气滞，湿聚为痰，毒热煎熬血液为瘀，正气渐衰，壅滞经脉，痰瘀、湿热毒邪胶结，久而结于胁下形成肝癌。

【治法】养血柔肝，滋阴补肾。

【辨证选药】可选用贞芪扶正胶囊（颗粒）、六味地黄丸（颗粒、胶囊）、杞菊地黄丸（胶囊、片）等。

此类中成药多以生地黄、熟地黄、菟丝子、黄精、枸杞子、女贞子、麦门冬、柴胡、五味子、川楝子、当归、沙参等滋养肝肾之阴，使肝肾阴血得充养，肝阳得升，肝气得以调达疏畅。

## 三、用药注意

临床选药必须以辨证论治的原则为指导，针对不同证型，选择与其相对证的药物，才能收到较为满意的疗效。中、晚期肝癌患者正气虚弱，血瘀较重，尤其对有肝硬化门静脉高压的患者，不宜使用活血破瘀或破血之品，可选用偏于气分、无毒性的理气活血养血药物，以调理气血，扶正祛邪。如出现肝硬化、门静脉高压，食管胃底静脉曲张或巨块型肝癌及肝癌门脉癌栓形成时，应慎用活血化瘀和攻伐之品，以防出现食管胃底静脉破裂出血。如患者消化道症状较重，应慎用性味过重或药力过猛的药物，减少对胃肠道的刺激。肝功能严重损害时也应禁用或慎用有毒性的药物，防止肝损伤加重而使病情恶化。肝癌患者多伴有湿热或热毒，故用辛热或温热大补之剂须谨慎。患者如正在服用其他药品，应当告知医师或药师，还需避风寒，饮食宜清淡有营养，忌肥甘油腻食物。

## 附一

### 常用治疗原发性肝癌的中成药药品介绍

#### （一）血瘀证常用中成药品种

#### 金龙胶囊

【处方】鲜守宫、鲜金钱白花蛇、鲜蕲蛇。

**【功能与主治】**破瘀散结，解郁通络。用于原发性肝癌血瘀郁结证，症见胁下积块，胸胁疼痛，神疲乏力，腹胀，纳差等。

**【用法与用量】**口服。一次4粒，一日3次。

**【禁忌】**妊娠及哺乳期妇女禁用。

**【注意事项】**服药期间出现过敏者，应及时停药，并给予相应的治疗措施。

**【规格】**每粒装0.25g。

**【贮藏】**密封，置阴凉处。

**【药理毒理】**动物试验结果表明，本品具有提高机体免疫功能和增强免疫调节的作用[1]。

**【临床报道】**

1. 张才擎等将224例不能手术的原发性肝癌患者随机分为金龙胶囊联合肝动脉化疗栓塞组（治疗组，116例）及单纯肝动脉化疗栓塞组（对照组，108例）。研究结果表明金龙胶囊可显著提高原发性肝癌患者的化疗效果、生存时间和生活质量，是治疗原发性肝癌的有效药物[2]。

2. 谢斌等将肝细胞癌122例随机分成治疗组与常规化疗对照组，观察血清中NK细胞和T细胞亚群的变化，血清中的MMP-9和AFP水平，研究结果表明肝癌切除术后联合金龙胶囊治疗能明显降低MMP-9的水平，有效抑制残肝术后肝内转移的发生，对患者的细胞免疫功能影响小，有利于患者术后免疫功能的及时恢复，同时可提高临床疗效及患者术后生活质量及生存期，对肝细胞癌的预后具有重要的临床价值[3]。

**【参考文献】**

[1] 徐淑玲，王笑红，张永祥，等.金龙胶囊对免疫受抑小鼠淋巴细胞亚群的影响[J].中国中医基础医学杂志，2005，11（12）：908-909.

[2] 张才擎，梁铁军，袁孟彪.金龙胶囊联合肝动脉化疗栓塞治疗原发性肝癌疗效观察[J].北京医学，2005，27（6）：357-359.

[3] 谢斌，唐春，黄建.金龙胶囊对肝癌切除后复发转移影响的初步临床观察[J].中华肿瘤防治杂志，2008，15（20）：1584-1586.

## 平消胶囊（片）

**【处方】** 郁金、仙鹤草、五灵脂、白矾、硝石、干漆（制）、麸炒枳壳、马钱子粉。

**【功能与主治】** 活血化瘀，散结消肿，解毒止痛。对毒瘀内结所致的肿瘤患者具有缓解症状，缩小瘤体，提高机体免疫力，延长生存时间的作用。

**【用法与用量】**

胶囊：口服。一次4～8粒，一日3次。

片剂：口服。规格（1）、（2）一次4～8片，一日3次。

**【禁忌】** 孕妇禁用。

**【注意事项】** 不宜久服，可与手术治疗、放疗、化疗同时进行。

**【规格】**

胶囊：每粒装0.23g。

片剂：（1）薄膜衣片，每片重0.24g；（2）糖衣片，片芯重

0.23g。

【贮藏】密封。

【药理毒理】大鼠实验证明平消胶囊对大鼠乳腺癌的发生有一定的化学预防作用[1]。

【临床报道】

1．孙秋实等选择 60 例中晚期肝癌患者随机分成两组，治疗组 30 例用平消胶囊联合肝动脉栓塞化疗术，对照组 30 例单用介入栓塞化疗术。结果：治疗组和对照组近期有效率分别为 66.7% 和 56.7%，治疗前后生活质量改善率分别为 73.3% 和 53.3%，两组比较有统计学意义（$P < 0.05$）。表明：平消胶囊联合肝动脉栓塞化疗术治疗中晚期肝癌可以提高近期有效率，改善生存质量[2]。

2．方建龙等报道，使用平消胶囊治疗晚期恶性肿瘤 278 例，有效率 27%，症状减轻 195 例，占 70.1%，生活质量改善 218 例，占 78.4%。临床观察结果表明，平消胶囊对晚期恶性肿瘤有较好的治疗作用和症状缓解作用，并能改善生活质量，毒副作用小，值得临床推广[3]。

【参考文献】

[1] 韩晓蓉，杨剑敏，罗懿忠，等. 平消胶囊对实验性大鼠乳腺癌的预防作用及机制 [J]. 中国乳腺病杂志（电子版），2013，7（5）：329-333.

[2] 孙秋实，曹传华，张凌云. 平消胶囊联合肝动脉栓塞化疗治疗中晚期肝癌 60 例的临床分析 [J]. 现代肿瘤医学，2012，20（2）：322-324.

[3] 方建龙，赵安兰，朱智斌，等. 平消胶囊治疗晚期恶性肿

瘤278例临床观察 [J]. 现代肿瘤医学，2003，11（4）：309-310.

## 慈丹胶囊

**【处方】** 莪术、山慈菇、马钱子粉、蜂房、鸦胆子、人工牛黄、僵蚕、丹参、黄芪、当归、冰片。

**【功能与主治】** 化瘀解毒，消肿散结，益气养血。为原发性肝癌辅助治疗药。适用于原发性肝癌瘀毒蕴结证，合并介入化疗可改善临床症状，提高病灶缓解率。

**【用法与用量】** 口服。一次5粒，一日4次，1个月为一疗程；或遵医嘱。

**【禁忌】** 孕妇禁用。

**【注意事项】**

1．运动员慎用。

2．本品含马钱子、鸦胆子等，不可超量服用。

**【规格】** 每粒装0.27g。

**【贮藏】** 密封。

**【临床报道】**

1．许鑫等观察肝癌患者运用慈丹胶囊及慈丹胶囊加化疗组的近期疗效。研究结果表明慈丹胶囊具有保护骨髓造血功能，减轻化疗毒副作用，保护机体免疫功能的作用，且无明显毒副作用，是原发性肝癌有效、安全的辅助用药[1]。

2．王俊显等采用随机单盲法观察慈丹胶囊治疗原发性肝癌病例325例。将肝癌患者随机分为中药组（慈丹胶囊）125例，中药加化疗组（慈丹胶囊加化疗）100例，化疗对照组（常规化疗）100例，疗程2个月。研究结果说明本品与化疗具有协同作用，能提高瘤体稳定率，保护骨髓功能及机体细胞免疫功能，减轻化疗毒副作用；并能减轻病症，解除临床症状，缩小肿瘤，控制肿瘤复发。长期服用无明显毒副作用[2, 3]。

**【参考文献】**

[1] 许鑫，郑伟鸿，郑东海，等.慈丹胶囊治疗原发性肝癌150例临床观察 [J].世界中医药，2011，6（6）：469-470.

[2] 王俊显，周超凡，郑伟达.慈丹胶囊治疗原发性肝癌的临床疗效观察 [J].世界中西医结合杂志，2006，1（3）：160-162.

[3] 王俊显，周超凡，郑伟达.应用慈丹胶囊治疗原发性肝癌325例临床疗效观察 [J].中国肿瘤临床，2005，32（21）：1255-1256.

## 槐耳颗粒

**【处方】** 槐耳菌质。

**【功能与主治】** 扶正固本，活血消癥。适用于正气虚弱、瘀血阻滞证，原发性肝癌不宜手术和化疗者的辅助治疗用药，有改善肝区疼痛、腹胀、乏力等症状的作用。

**【用法与用量】** 口服。一次20g，一日3次。用作肝癌的辅助治疗时，1个月为一疗程，或遵医嘱。用作肺癌、胃肠癌、乳腺癌的辅助治疗时，6个周为一疗程。

**【禁忌】** 尚不明确。

**【注意事项】** 尚不明确。

**【规格】** 每袋装20g。

**【贮藏】** 密封，防潮。

**【临床报道】**

1．王晓伟等观察晚期原发性肝癌放弃其它抗肿瘤治疗者35

例（治疗组），口服槐耳颗粒，一个月为一疗程，连服 3～5 疗程，另选出不做任何抗肿瘤治疗的原发性肝癌患者 31 例（对照组）。结果：两组生存期无显著差异，治疗组肝区疼痛、腹胀、黄疸、KPS 评分较对照组有显著差异，其余指标无统计学意义。表明槐耳颗粒可明显改善晚期原发性肝癌患者症状，提高生存质量，不良反应轻微 [1]。

2. 蒋梅等用槐耳菌丝体提取物内服治疗 98 例中晚期原发性肝癌患者，并观察治疗后的肿瘤大小、临床症状、甲胎蛋白、肝功能、生存率等的改善情况。结果提示槐耳冲剂（颗粒）治疗中晚期肝癌有一定疗效，对有乙型肝炎病史的肝癌人群可能更有临床价值 [2]。

**【参考文献】**

[1] 郑有合，刘英杰，景琴，等．槐耳颗粒对晚期原发性肝癌疗效分析 [J]．医学信息，2006，19（10）：1815-1817.

[2] 蒋梅，周岱翰．槐耳冲剂治疗中晚期原发性肝癌 98 例 [J]．上海中医药杂志，2004，38（6）：21-22.

## 复方斑蝥胶囊

**【处方】** 斑蝥、刺五加、莪术、熊胆粉、人参、三棱、山茱萸、甘草、黄芪、半枝莲、女贞子。

**【功能与主治】** 破血消癥，攻毒蚀疮。用于原发性肝癌、肺癌、直肠癌、恶性淋巴瘤、妇科恶性肿瘤等。

**【用法与用量】** 口服。一次 3 粒，一日 2 次。

**【注意事项】** 糖尿病患者及糖代谢紊乱者慎用。

**【规格】** 每粒装 0.25g。

**【贮藏】** 密封。

【**药理毒理**】通过复方斑蝥胶囊对小鼠肝癌 H22 模型的抗肿瘤作用研究，发现本品具有显著的抑瘤作用，其作用机制主要为提高机体的细胞免疫功能，诱导肿瘤细胞凋亡[1]。

【**临床报道**】

1．徐虎等观察复方斑蝥胶囊治疗原发性肝癌 28 例，发现本品对提高晚期原发性肝癌患者的生存质量、抑制转移、延长生存期有着积极有益的作用[2]。

2．陈军观察复方斑蝥胶囊与三维适形放疗联合应用治疗中晚期原发性肝癌 68 例。将患者分为治疗组和对照组，两组放疗方法、剂量相同，治疗组联合应用复方斑蝥胶囊。结果：有效率：治疗组 79.4%（27/34），对照组 58.8%（20/34），$P < 0.05$；治疗后 1 年、2 年生存率：治疗组为 73.5%（25/34）和 44.1%（15/34），对照组 52.9%（18/34）和 32.4%（11/34），$P < 0.05$；骨髓抑制发生率：治疗组 26.5%（9/34），对照组 38.2%（13/34），$P < 0.05$。表明复方斑蝥胶囊与放疗联合应用治疗中晚期原发性肝癌能提高疗效，减轻不良反应[3]。

【**参考文献**】

[1] 夏恪迪，张赢予，张馨木，等．复方斑蝥胶囊体内抗肿瘤作用的实验研究 [J]．中国药业，2007，16（15）：13-14.

[2] 徐虎．复方斑蝥胶囊对晚期原发性肝癌生存率的影响 [J]．湖北中医杂志，2009，31（4）：23-24.

[3] 陈军，陈典．复方斑蝥胶囊联合三维适形放疗治疗中晚期原发性肝癌临床观察 [J]．现代肿瘤医学，2012，20（1）：114-116.

## 消癌平片

【**处方**】乌骨藤提取物，内含多种生物活性碱和高分子多糖。

【**功能与主治**】通经活血，祛风除湿，止血。主要用于治疗食道癌、胃癌、肝癌、肺癌、贲门癌、大肠癌、宫颈癌、白血病等多种癌症，也可配合放疗、化疗及手术后治疗。

【**用法与用量**】口服。一次 8 ~ 10 片，一日 3 次。

【**注意事项**】个别病例使用后可出现食欲减退、白细胞下降、转氨酶轻度升高、发热、关节疼痛、药物疹等，一般不须特殊处理。

【**规格**】每片重 0.3g。

【**药理毒理**】消癌平对人肝癌 BeI-7404 细胞、$HepG_2$ 细胞有显著的抑制作用，能显著降低 AFP 的分泌，提示消癌平在抑制肝癌细胞增殖的同时，能使 AFP 分泌量降低，可使肝癌细胞向正常方向分化[1]，能够增强机体的免疫能力，又能够杀灭多种肿瘤细胞，具有显著的抑制肿瘤之功效，并能明显延长癌症患者生存期，同时还具有消炎、平喘、利尿等治疗作用[2]。

【**参考文献**】

[1] 孙珏，沈建华，朱美华，等.消癌平对人肝癌细胞治疗作用的实验研究 [D].国际传统医药大会论文摘要汇编，2000：847.

[2] 李伟杰，蔺春芳，任元满，等.消癌平抗肝癌细胞体外生长的实验研究 [J].中国药物与临床，2010，10（2）：164-165.

## 鳖甲煎丸

【**处方**】鳖甲胶、阿胶、蜂房（炒）、鼠妇虫、土鳖虫（炒）、蜣螂、硝石（精制）、柴胡、黄芩、半夏（制）、党参、干姜、厚朴（姜制）、桂枝、白芍（炒）、射干、桃仁、牡丹皮、大黄、凌霄花、葶苈子、石韦、瞿麦。

【功能与主治】活血化瘀，软坚散结。用于胁下癥块属气滞血瘀证者。

【用法与用量】口服，温开水送服。一次 3g，一日 2 ～ 3 次。

【禁忌】孕妇忌服。

【规格】水蜜丸，（1）每 40 丸重 3g，（2）每 200 丸重 3g。

【贮藏】密封。

【药理毒理】

·**抗肝纤维化作用**　本药中鳖甲、土鳖虫、桃仁有抑制结缔组织增生作用，鳖甲富含蛋白质、氨基酸、微量元素，故能提高血浆蛋白。

·**免疫调节作用**　鳖甲能增强体液免疫功能，而桃仁、丹皮等能抑制细胞免疫功能，故本药对肝病患者的免疫功能紊乱有一定的调节作用。罗庆东等研究发现鳖甲煎丸抑制肝癌生长的作用可能是通过提高肝癌荷瘤小鼠外周血中 $CD_4^+T$ 细胞亚群的比例和降低 $CD_8^+T$ 细胞亚群的比例，来纠正 $CD_4^+T/CD_8^+T$ 的失衡，改变 Th1/Th2 漂移现象，维持 Th1 功能亚群的优势来实现[1]。

【临床报道】姚世勇等观察了 54 例服用鳖甲煎丸加减汤剂的原发性肝癌患者，结果：显效 41 例占 75.93%，有效 9 例占 16.67%，无效 4 例占 7.41%，总有效率 92.59%。表明鳖甲煎丸加减治疗原发性肝癌疗效满意[2]。

【参考文献】

[1] 罗庆东，王月飞，赵红晔，等.鳖甲煎丸对肝癌荷瘤小鼠细胞免疫功能的干预作用 [J].中医药学报，2012，40（3）：21-23.

[2] 姚世勇.鳖甲煎丸加减治疗原发性肝癌 54 例 [J].辽宁中医药大学学报，2009，11（6）：161-162.

# 大黄䗪虫丸

**【处方】**熟大黄、土鳖虫（炒）、水蛭（制）、虻虫、（去翅足、炒）、蛴螬（炒）、干漆（煅）、桃仁、苦杏仁（炒）、黄芩、地黄、白芍、甘草。

**【功能与主治】**活血破瘀，通经消癥。用于瘀血内停所致的癥瘕、闭经，症见腹部肿块，肌肤甲错，目眶黯黑，潮热羸瘦，闭经不行。

**【用法与用量】**口服。一次 3g，一日 1 ~ 2 次。用于慢性乙型活动性肝炎一次 3g，一日 3 次；或遵医嘱。

**【禁忌】**孕妇禁用，皮肤过敏者停服。

**【注意事项】**无特殊。

**【规格】**大蜜丸，每丸重 3g；水蜜丸，每丸重 0.072g。

**【贮藏】**密封。

## （二）湿热证（或热毒）常用中成药品种

# 茵陈五苓丸

**【处方】**茵陈、泽泻、茯苓、猪苓、炒白术、肉桂。

**【功能与主治】**清湿热，利小便。用于肝胆湿热，脾肺郁结引起的湿热黄疸，胆腹胀满，小便不利。

**【用法与用量】**口服。一次 6g，一日 2 次。

**【注意事项】**

1．黄疸属寒湿阴黄者忌用。

2．方中含有温通、利水渗湿之品，有碍胎气，孕妇慎用。

3．服药期间饮食宜用清淡易消化之品，忌酒，忌食辛辣、油腻之品。

4．忌恚怒、忧郁、劳碌，保持心情舒畅。

【规格】水丸，每20粒重1g。

【贮藏】密闭，防潮。

## 龙胆泻肝丸

【处方】龙胆草、柴胡、黄芩、栀子（炒）、泽泻、木通、盐车前子、酒当归、地黄、炙甘草。

【功能与主治】清肝胆，利湿热。用于肝胆湿热，头晕目赤，耳鸣耳聋，胁痛口苦，尿赤，湿热带下。

【用法与用量】口服。大蜜丸一次1～2丸，水丸一次3～6g，浓缩丸一次8丸，一日2次。

【禁忌】尚不明确。

【注意事项】

1．忌烟、酒及辛辣食物。

2．不宜在服药期间同时服用滋补性中药。

3．有高血压、心脏病、肝病、糖尿病、肾病等慢性病严重者应在医师指导下服用。

4．服药后大便次数增多且不成形者，应酌情减量。

5．孕妇慎用，儿童、哺乳期妇女、年老体弱及脾虚便溏者应在医师指导下服用。

6．服药3天症状无缓解，应去医院就诊。

7．对龙胆泻肝丸过敏者禁用，过敏体质者慎用。

【规格】大蜜丸，每丸重6g；水丸，每袋装6g；浓缩丸，每

8 丸相当于原生药 3g。

【贮藏】密闭，防潮。

【药理毒理】小鼠实验提示中药复方龙胆泻肝丸可保护肝脏，对抗阻塞性黄疸所致肝清除率和肝血流量下降，改善肝脏血流动力学[1]。

【参考文献】

[1] 张建平，周琰，王林，等.龙胆泻肝丸对阻塞性黄疸大鼠肝脏转运功能的影响 [J].中成药，2007，29（7）：979-980.

## 茵栀黄口服液（颗粒）

【处方】茵陈提取物、栀子提取物、黄芩苷、金银花提取物。

【功能与主治】清热解毒，利湿退黄。有退黄疸和降低谷丙转氨酶的作用。用于湿热毒邪内蕴所致急性、迁延性、慢性肝炎和重症肝炎（Ⅰ型）。也可用于其他型重症肝炎的综合治疗。

【用法与用量】

口服液：口服。一次 10ml，一日 3 次。

颗粒剂：开水冲服。一次 6g，一日 3 次。

【注意事项】

1．寒湿所致黄疸，症见黄色晦暗，肢凉怕冷，大便溏泄者不宜用。

2．本品不宜用于肝衰竭的黄疸、梗阻性黄疸以及残留黄疸。

3．自身免疫性肝炎、原发性胆汁性肝硬化和原发性硬化性胆管炎的黄疸应慎用。

4．妊娠及哺乳期妇女慎用。

5．服药期间忌酒及辛辣之品。

**【规格】**

口服液：每支装 10ml（含黄芩苷 0.4g）。

颗粒剂：每袋装 3g。

**【贮藏】** 密封，置阴凉处。

## 华蟾素胶囊

**【处方】** 干蟾皮提取物。

**【功能与主治】** 解毒，消肿，止痛。用于中、晚期肿瘤，慢性乙型肝炎等。

**【用法与用量】** 口服。一次 3～4 粒，一日 3～4 次。

**【禁忌】**

1．禁与强心药物配伍使用。

2．孕妇禁用。

**【注意事项】** 口服初期偶有腹痛、腹泻等胃肠道刺激反应。如无其他严重情况不需停药，继续使用症状会减轻或消失。过敏体质患者慎用，对本品过敏者禁用。

**【规格】** 每粒装 0.3g。

**【贮藏】** 密封。

**【临床报道】**

1．付志龙等将 47 例肝癌患者随机分为两组，治疗组（灌注华蟾素＋静脉用药）23 例，对照组（单纯肝动脉化疗栓塞术（TACE））24 例，观察治疗前后 AFP、肝功能、生存质量、肿瘤病灶大小变化。结果表明华蟾素灌注治疗联合静脉用药可以减轻肝癌患者肝脏炎症，改善生存质量，延缓肿瘤的生长，对失去手术机会的肝癌患者是有效方法之一[1]。

2. 崔玉泉等报道，随机将 156 例中晚期肝癌患者分为两组，治疗组采用 TACE+ 华蟾素，对照组采用单纯 TACE 治疗方法，观察两组治疗效果及不良反应等指标。结果表明 TACE 术后给予华蟾素治疗能提高有效率，显著提高中晚期肝癌患者的生活质量，值得临床推广应用[2]。

**【参考文献】**

[1] 付志龙，曲卓慧，王焱. 华蟾素联合介入疗法治疗中晚期肝癌的临床研究 [J]. 中国实用医药，2010，5（34）：107–108.

[2] 崔玉泉. 华蟾素联合肝动脉化疗栓塞治疗肝癌 61 例临床分析 [J]. 滨州医学院学报，2008，31（6）：463–464.

## 安替可胶囊

**【处方】** 蟾皮、当归。

**【功能与主治】** 软坚散结，解毒定痛，养血活血。用于食管癌瘀毒证，与放疗合用可增强对食管癌的疗效；用于晚期原发性肝癌瘀毒证，对不宜手术、放化疗者有一定抑制肿瘤增长的作用，可改善生存质量；用于中晚期胃癌瘀毒证的化疗辅助治疗，配合 5-FU-DDP 方案（5-FU、MMC、DDP），可改善临床症状、生存质量。

**【用法与用量】** 口服，饭后服用。一次 2 粒，一日 3 次，疗程 6 周；或遵医嘱。

**【注意事项】**

1. 心脏病患者慎用。

2. 孕妇忌服。

3. 注意观察血象。

4．注意掌握服用剂量。

5．少数患者使用后可出现恶心、血象降低。过量、连续久服可致心慌。

【规格】每粒装 0.22g。

【贮藏】密封。

【临床报道】

1．蔡光蓉等选择 137 例中晚期肝癌患者，采用单盲法将受试者随机分为治疗组 69 例（安替可胶囊），对照组 68 例（金龙胶囊）。观察两组治疗前后肿瘤大小、主要临床症状、生存质量、体重、生化指标等变化。结果表明安替可胶囊对于不能手术、放化疗的中晚期肝癌患者，可控制肿瘤生长，改善患者临床症状，提高生活质量[1]。

2．王四旺等采用安替可胶囊治疗晚期消化系癌 532 例。治疗晚期食管癌、肝癌和肠癌 258 例，总缓解率（CR+PR）为 7.4%，并能显著止痛，改善生存质量和提高免疫功能。结果表明安替可胶囊对肝癌有较好疗效，同时具有显著放疗增敏作用[2]。

【参考文献】

[1] 蔡光蓉，李佩文，潘敏求，等．安替可治疗中晚期原发性肝癌 137 例 [J]．第十届全国中西医结合肿瘤学术大会论文汇编，2006：229-231．

[2] 王四旺，谢艳华，李予蓉，等．安替可胶囊抗肿瘤作用及对晚期消化道肿瘤的近期疗效 [J]．世界华人消化杂志，1999，7（3）：236-239．

## （三）脾虚证（或兼湿困）常用中成药品种

### 养正消积胶囊

**【处方】** 黄芪、女贞子、人参、灵芝、莪术、白术（炒）、白花蛇舌草、半枝莲、绞股蓝、茯苓、鸡内金、蛇莓、白英、绵茵陈、徐长卿、土鳖虫。

**【功能与主治】** 健脾益肾，化瘀解毒。用于辅助治疗脾肾两虚瘀毒内阻型原发性肝癌，症见脘腹胀满，纳呆少食，神疲乏力，腰膝酸软，右胁癥积，刺痛拒按，尿赤便溏等。具有增效减毒作用，可增加化疗药抗肿瘤疗效，提高患者生活质量；减轻化疗中出现的免疫功能、造血系统、消化系统及肝脏的损害。

**【用法与用量】** 口服。一次4粒，一日3次。

**【规格】** 每粒装0.39g。

**【贮藏】** 密封，置阴凉干燥处。

**【临床报道】**

1. 张水艳等采用随机双盲多中心对照方法，观察养正消积胶囊辅助介入化疗治疗原发性肝癌。将患者分成试验组300例和对照组100例，试验组给予介入化疗＋养正消积胶囊，对照组单用介入化疗，方法同试验组，疗程均为4周。结果：实体瘤近期疗效：试验组缓解率23.3%，对照组缓解率14.0%，2组比较差异有统计学意义（$P < 0.01$）；中医证候疗效：试验组总有效率65.3%，对照组33.0%，2组比较差异有统计学意义（$P < 0.01$）；免疫功能：试验组治疗前后无显著变化，对照组治疗后NK细胞下降（$P < 0.05$）。说明养正消积胶囊配合介入化疗辅助治疗原发性肝

癌安全有效[1]。

2. 胡鸿涛等将 123 例中晚期原发性肝细胞癌患者随机分为治疗组（62 例）和对照组（61 例），治疗组采用肝动脉灌注栓塞化疗同时加服养正消积胶囊（4 粒 / 次，3 次 /d），自介入当天开始服用，连用 28d，对照组单用肝动脉灌注栓塞治疗。2 组治疗的有效率分别为 63.3%、59.6%（$P > 0.05$）。结果表明养正消积胶囊联合肝动脉灌注栓塞化疗治疗中晚期原发性肝癌可以提高有效率[2]。

**【参考文献】**

[1] 张水艳，谷春华，高学东，等. 养正消积胶囊辅助介入化疗治疗原发性肝癌的随机双盲多中心临床研究 [J]. 疑难病杂志，2009，8（8）：461-464.

[2] 胡鸿涛，郭晨阳，黎海亮，等. 养正消积胶囊联合肝动脉化疗栓塞治疗原发性肝癌的疗效观察 [J]. 疑难病杂志，2010，12（1）：39-40.

## 参苓白术丸（散）

**【处方】** 人参、白术（麸炒）、茯苓、山药、薏苡仁（炒）、莲子、白扁豆（炒）、砂仁、桔梗、甘草等。

**【功能与主治】** 健脾，益气。补脾气，益肺气，用于脾胃虚弱，食少便溏，气短咳嗽，肢倦乏力。

**【用法与用量】**

丸剂：口服。一次 6g，一日 3 次。

散剂：口服。一次 6～9g，一日 2～3 次。温开水混悬后，分次送服。

**【注意事项】**

1．泄泻兼有大便不通畅，肛门有下坠感者忌服。

2．服本药时不宜同时服用藜芦、五灵脂、皂荚或其制剂。

3．不宜喝茶和吃萝卜以免影响药效。

4．不宜和感冒类药同时服用。

5．高血压、心脏病、肾脏病、糖尿病严重患者及孕妇应在医师指导下服用。

6．本品宜饭前服用或进食同时服。

**【规格】**

丸剂：水丸，每100粒重6g。

散剂：每袋装（1）6g，（2）9g。

**【贮藏】**密闭，防潮。

## 人参健脾丸

**【处方】**人参、白术（麸炒）、茯苓、山药、陈皮、木香、砂仁、炙黄芪、当归、酸枣仁（炒）、远志（制）。

**【功能与主治】**健脾益气，和胃止泻。用于脾胃虚弱所致的饮食不化，脘闷嘈杂，恶心呕吐，腹痛便溏，不思饮食，体弱倦怠。

**【用法与用量】**口服。水蜜丸一次8g，大蜜丸一次2丸，一日2次。

**【规格】**水蜜丸，每100粒重10g；大蜜丸，每丸重6g。

**【贮藏】**密封。

# 四君子丸

**【处方】** 白术、党参、茯苓、炙甘草。

**【功能与主治】** 益气健脾。用于脾胃气虚，胃纳不佳，食少便溏。

**【用法与用量】** 口服。一次 3 ～ 6g，一日 3 次。

**【注意事项】**

1．忌不易消化食物。

2．感冒发热患者不宜服用。

3．有高血压、心脏病、肝病、糖尿病、肾病等慢性病严重者应在医师指导下服用。

4．儿童、孕妇、哺乳期妇女应在医师指导下服用。

5．服药 4 周症状无缓解，应去医院就诊。

6．对本品过敏者禁用，过敏体质者慎用。

**【规格】** 每袋装 6g。

**【贮藏】** 密闭，防潮。

# 补中益气丸（颗粒）

**【处方】** 白术、柴胡、陈皮、当归、党参、升麻、炙甘草、炙黄芪。

**【功能与主治】** 补中益气，升阳举陷。用于脾胃虚弱，中气下陷引起的体倦乏力，食少腹胀，久泻脱肛，子宫脱垂。

**【用法与用量】**

丸剂：口服。小蜜丸一次 9g，大蜜丸一次 1 丸，水丸一次 6g，一日 2 ～ 3 次；浓缩丸一次 8 ～ 10 丸，一日 3 次。

颗粒剂：口服。一次 3g，一日 2 ～ 3 次。

**【禁忌】** 阴虚内热者禁用。

**【注意事项】**

1. 本品不适用于恶寒发热表证及暴饮暴食脘腹胀满实证者。

2. 不宜和感冒类药同时服用。

3. 高血压患者慎服。

4. 服本药时不宜同时服用藜芦或其制剂。

5. 本品宜空腹或饭前服为佳，亦可在进食同时服。

6. 按照用法用量服用，小儿应在医师指导下服用。

7. 服药期间出现头痛、头晕、复视等症，或皮疹、面红，以及血压有上升趋势者，应立即停药。

8. 对本品过敏者禁用，过敏体质者慎用。

**【规格】**

丸剂：小蜜丸，每100丸重20g；大蜜丸，每丸重9g；水丸，每50粒重3g，每袋装6g；浓缩丸，每8丸相当于原生药3g。

颗粒剂：每袋装3g。

**【贮藏】** 密闭，防潮。

## （四）肝郁气滞证常用中成药品种

### 肝复乐片（胶囊）

**【处方】** 党参、鳖甲（醋制）、重楼、白术（炒）、黄芪、陈皮、土鳖虫、大黄、桃仁、半枝莲、败酱草、茯苓、薏苡仁、郁金、苏木、牡蛎、茵陈、木通、香附（制）、沉香、柴胡。

**【功能与主治】** 健脾理气，化瘀软坚，清热解毒。适用于以肝瘀脾虚为主证的原发性肝癌，症见上腹肿块，胁肋疼痛，神疲乏力，食少纳呆，脘腹胀满，心烦易怒，口苦咽干等。对于有上述证候的乙型肝炎、肝硬化患者的肝功能及肝纤维化血清学指标有改善作用。

**【用法与用量】**

胶囊：口服。一次 6 粒，一日 3 次。Ⅱ 期原发性肝癌疗程 2 个月，Ⅲ 期原发性肝癌疗程 1 个月；或遵医嘱。

片剂：口服。一次 10 片（糖衣片）或 6 片（薄膜衣片），一日 3 次。Ⅱ 期原发性肝癌疗程 2 个月，Ⅲ 期原发性肝癌疗程 1 个月，乙型肝炎肝硬化疗程 3 个月。

**【禁忌】** 孕妇忌服。

**【注意事项】** 有明显出血倾向者慎服。

**【规格】**

胶囊：每粒装 0.5g，每盒装 60 粒。

片剂：素片重（1）0.3g（糖衣片），（2）0.5g（薄膜衣片）。

**【贮藏】** 密封，置阴凉干燥处。

**【药理毒理】** 肝复乐可参与抑制贮脂细胞激活，促进细胞外基质降解等多个环节而减轻肝纤维化[1]。能通过抑制肝组织 $M_1$、N 型胆碱能受体（$M_1$-AChR、N-AChR）的表达，促进 $\alpha_1$、$\beta_2$ 型肾上腺素能受体（$\alpha_1$-AR、$\beta_2$-AR）的表达，从而调节神经递质在肝纤维化中的作用[2]。

**【临床报道】**

1. 刘思德等应用中成药肝复乐片治疗射频治疗后原发性肝癌 41 例，选取单个病灶且病灶最大直径在 3.0 ～ 5.0cm 范围内的原发性肝癌患者，随机分为两组。结果表明肝复乐可一定程度减少射频消融术后的肿瘤复发[3]。

2. 陈世平等对17例晚期原发性肝癌患者口服肝复乐片治疗，并设西药常规治疗对照组17例。结果显示：治疗组在主要临床症状的消失、主要生化指标及AFP的下降幅度、生存质量的改善方面与对照组相比均有差异。治疗组肿瘤病灶全部稳定，对照组有2例（11.78%）出现进展，表明该药在晚期肝癌姑息治疗中不失为一种较好的药物[4]。

**【参考文献】**

[1] 杨杰，周立.中药肝复乐治疗大鼠肝纤维化模型的效应研究[J].国际消化病杂志，2006，26（6）：428-430.

[2] 孙雪梅，刘红艳，王光林，等.肝复乐对肝纤维化大鼠神经递质受体表达的调节作用[J].华中科技大学学报（医学版），2009，38（2）：173-176.

[3] 刘思德，白杨，郭文，等.应用肝复乐片降低射频治疗后肝癌局部复发的随机对照研究[J].南方医科大学学报，2007，27（3）：263-264.

[4] 陈世平，黄瑞文.肝复乐配合介入治疗中晚期原发性肝癌85例疗效观察[J].疑难病杂志，2004，3（4）：225-226.

## 复方金蒲片（胶囊）

**【处方】** 金不换、蒲葵子、柴胡、莪术、丹参、绞股蓝、黄芪、女贞子、螺旋藻等。

**【功能与主治】** 活血祛瘀，行气止痛，用于气滞血瘀证肝癌的辅助治疗。

**【用法与用量】**

片剂：口服。一次5片，一日3次。

胶囊：口服。一次 5 粒，一日 3 次。

【注意事项】尚不明确。

【规格】

片剂：基片重 0.4g。

胶囊：每粒装 0.4g。

【贮藏】密封。

【临床报道】

1．涂文升等选择经病理证实的符合肝癌的临床诊断标准患者 62 例，随机分为治疗组 32 例、对照组 30 例，并设正常对照组 30 例。肝癌患者血硒含量比正常对照组血硒均值低，治疗组患者治疗后 1 个月血硒均值明显高于治疗前，差异有统计学意义（$P < 0.05$）。表明复方金蒲片能提高肝癌患者血中微量元素硒、锌水平以及免疫功能[1]。

2．吴英德等观察经肝动脉介入栓塞治疗联合服用复方金蒲片肝癌患者 32 例，结果证明复方金蒲片有提高肝癌患者血 Cu、Zn、Se 水平和增强免疫功能的作用[2]。

【参考文献】

[1] 涂文升，吴英德，刘颖新．复方金蒲片在肿瘤临床的应用观察[J].中国医院药学杂志，2010，30（11）：938-941.

[2] 吴英德，刘宗河，康平，等．复方金蒲片治疗肝癌对铜、锌、硒元素水平及免疫功能影响的观察[J].广西医学，2006，28（11）：1692-1693.

## 柴胡疏肝丸

【处方】白芍、槟榔、薄荷、柴胡、陈皮、大黄、当归、豆蔻、莪术、防风、茯苓、甘草、厚朴、黄芩、姜半夏、桔梗、六神曲、木香、青皮、三棱、山楂、乌药、香附、枳壳、紫苏梗。

**【功能与主治】**舒肝理气，消胀止痛。用于肝气不舒，胸胁痞闷，食滞不清，呕吐酸水。

**【用法与用量】**口服。一次1丸，一日2次。

**【禁忌】**尚不明确。

**【注意事项】**

1．忌生冷及油腻、难消化的食物。

2．服药期间要保持情绪乐观，切忌生气恼怒。

3．有高血压、心脏病、肝病、糖尿病、肾病等慢性病严重者应在医师指导下服用。

4．儿童、年老体弱、孕妇、哺乳期妇女及月经量多者应在医师指导下服用。

5．严格按用法用量服用，本品不宜长期服用。

6．服药3天症状无缓解，应去医院就诊。

7．对本品过敏者禁用，过敏体质者慎用。

**【规格】**每丸重10g。

**【贮藏】**密封。

## 丹栀逍遥丸

**【处方】**牡丹皮、栀子（炒焦）、柴胡（酒制）、白芍（酒炒）、当归、茯苓、白术（土炒）、薄荷、甘草（蜜炙）。

**【功能与主治】**疏肝解郁，清热调经。用于肝郁化火，胸胁胀痛，烦闷急躁，颊赤口干，食欲不振或有潮热，以及妇女月经先期，经行不畅，乳房与少腹胀痛。

【用法与用量】口服。一次 6 ~ 9g，一日 2 次。

【禁忌】尚不明确。

【注意事项】

1．忌生冷及油腻、难消化的食物。

2．服药期间要保持情绪乐观，切忌生气恼怒。

3．有高血压、心脏病、肝病、糖尿病、肾病等慢性病严重者应在医师指导下服用。

4．平素月经正常，突然出现经量过多、经期延长，或月经过少、经期错后，或阴道不规则出血者应去医院就诊。

5．脐腹胀痛严重者应去医院就诊。

6．儿童、年老体弱者、孕妇、哺乳期妇女及月经量多者应在医师指导下服用。

7．服药 3 天症状无缓解，应去医院就诊。

8．对本品过敏者禁用，过敏体质者慎用。

【规格】每袋装 6g。

【贮藏】密封。

【药理毒理】丹栀逍遥丸主要成分配伍能降低肝匀浆丙二醛（MDA）和血清丙氨酸氨基转移酶（ALT）活性，又能改善肝功能[1]。

【参考文献】

[1] 王欣．丹栀逍遥丸对肝损伤大鼠的影响 [J].海南医学院学报，2012，18（8）：1040.

（五）阴虚证常用中成药品种

## 贞芪扶正胶囊（颗粒）

【处方】黄芪、女贞子。

**【功能与主治】**补气养阴。用于久病虚损，气阴不足。配合手术、放射治疗、化学治疗，促进正常功能的恢复。

**【用法与用量】**

胶囊：口服。一次4粒，一日2次。

颗粒剂：开水冲服。一次1袋，一日2次。

**【注意事项】**

1. 不宜与感冒药同服。

2. 忌生冷、油腻、不易消化食物。

**【规格】**

胶囊：每粒装0.35g（相当于原药材3.125g）。

颗粒剂：每袋装（1）15g，（2）5g（无糖型）。

**【贮藏】**密封。

**【药理毒理】**动物实验证明注射用贞芪扶正能明显改善环磷酰胺所致的免疫功能低下小鼠的免疫功能[1]。贞芪扶正胶囊可增强化学诱癌时大鼠的抗癌能力，减轻致癌剂对肝脏的毒性损伤并延缓肝癌发生[2]。贞芪扶正颗粒、复方阿胶浆对皮下注射苯所致小鼠再生障碍性贫血模型血细胞状况及骨髓象均有较好的改善作用，以贞芪扶正颗粒有较为明显的剂量依赖关系[3]。

**【临床报道】**陈建林观察贞芪扶正胶囊配合化疗治疗中晚期恶性肿瘤患者的疗效、不良反应、KPS评分及细胞免疫功能变化。结果表明贞芪扶正胶囊配合化疗治疗中晚期恶性肿瘤，WBC减少发生率低，可提高患者的生活质量及细胞免疫功能，可作为化疗的常规辅助用药[4]。

**【参考文献】**

[1] 刘焕龙，陈雪彦，潘振华，等．注射用贞芪扶正对免疫功

能低下小鼠的免疫调节作用 [J]. 河北医药，2010，32（19）：2660-2662.

[2] 官阳，周泽斌，阮幼冰，等. 贞芪扶正胶囊抗大鼠肝癌机制的研究 [J]. 华中科技大学学报（医学版），2002，31（1）：27-29.

[3] 苗明三，周立华，陈纲领，等. 贞芪扶正颗粒和复方阿胶浆干预再生障碍性贫血模型小鼠外周血及骨髓象的变化 [J]. 中国组织工程研究与临床康复，2007，11（15）：2890-2892.

[4] 陈建林. 贞芪扶正胶囊配合化疗治疗中晚期恶性肿瘤临床观察 [J]. 中国医院用药评价与分析，2009，9（8）：630-631.

## 六味地黄丸（颗粒、胶囊）

**【处方】** 熟地黄、酒萸肉、牡丹皮、山药、茯苓、泽泻。

**【功能与主治】** 滋阴补肾。用于肾阴亏损，症见头晕耳鸣，腰膝酸软，骨蒸潮热，盗汗遗精，消渴。

**【用法与用量】**

丸剂：口服。规格（1）大蜜丸，一次1丸，一日2次；规格（2）浓缩丸，一次8丸，一日3次；规格（3）水蜜丸，一次6g，一日2次；规格（4）、（5）、（6）小蜜丸，一次9g，一日2次。

颗粒剂：开水冲服。一次5g，一日2次。

胶囊：口服。规格（1）一次1粒，规格（2）一次2粒，一日2次。

**【注意事项】**

1. 脾虚、气滞、食少纳呆者慎用。

2. 感冒者慎用。

3. 服药期间饮食宜清淡，忌辛辣、油腻之品。

**【规格】**

丸剂：（1）每丸重 9g，（2）每 8 丸重 1.44g（每 8 丸相当于饮片 3g），（3）每袋装 6g，（4）每袋装 9g，（5）每瓶装 60g，（6）每瓶装 120g。

颗粒剂：每袋装 5g。

胶囊：每粒装（1）0.3g，（2）0.5g。

**【贮藏】** 密封。

**【药理毒理】** 动物实验证明六味地黄丸对小鼠移植性肝癌自杀基因治疗具有一定的增效作用，其疗效优于单纯自杀基因疗法或单纯六味地黄丸治疗[1]。对甲状腺功能亢进肾阴虚证所致的 cAMP、cGMP 含量升高、以及红细胞膜和器官组织 $Na^+$、$K^+$-ATP 酶活性增强均有显著调节作用，使之恢复到正常水平[2]。本品具有保护糖尿病肾病大鼠肾脏的作用[3]。

**【参考文献】**

[1] 杜标炎，王慧峰，谭宇蕙，等．六味地黄丸对小鼠移植性肝癌自杀基因治疗的增效作用 [J]. 广州中医药大学学报，2007，24（2）：132-136.

[2] 黄江荣，李祥华，张家均，等．六味地黄丸对甲状腺功能亢进肾阴虚型小鼠 cAMP、cGMP 含量和 $Na^+$，$K^+$-ATP 酶活性的影响 [J]. 中药药理与临床，2011，27（6）：1-3.

[3] 刘卿，周于禄，裴奇，等．六味地黄丸对糖尿病肾病大鼠肾脏保护作用的研究 [J]. 湖南中医药大学学报，2007，27（6）：40-43.

## 杞菊地黄丸（胶囊、片）

**【处方】** 枸杞子、菊花、熟地黄、酒萸肉、牡丹皮、山药、茯苓、泽泻。

**【功能与主治】**滋肾养肝。用于肝肾阴亏，症见眩晕耳鸣，羞明畏光，迎风流泪，视物昏花。

**【用法与用量】**

丸剂：口服。规格（1）大蜜丸，一次1丸，一日2次；规格（2）浓缩丸，一次8丸，一日3次；规格（3）水蜜丸，一次6g，一日2次；规格（4）、（6）小蜜丸，一次9g，一日2次；规格（5）小蜜丸，一次6g，一日2次。

胶囊：口服。一次5～6粒，一日3次。

片剂：口服。一次3～4片，一日3次。

**【注意事项】**

1. 实火亢盛所致的头晕、耳鸣慎用。

2. 脾胃虚寒，大便稀溏者慎用。

3. 服药期间忌酸冷食物。

**【规格】**

丸剂：（1）每丸重9g，（2）每8丸相当于原药材3g，（3）每袋装6g，（4）每袋装9g，（5）每瓶装60g，（6）每瓶装120g。

胶囊：每粒装0.3g。

片剂：片芯重0.3g。

**【贮藏】**密封。

**【药理毒理】**动物实验表明杞菊地黄丸能缓解糖尿病大鼠肾组织氧化应激状态，从而减轻糖尿病引起的肾脏损伤[1]；具有较好的防治高脂血症和消退主动脉粥样硬化斑块的作用[2]。

**【参考文献】**

[1] 陈宇，李华. 杞菊地黄丸对糖尿病大鼠肾脏的保护作用 [J].

中国实验方剂学杂志，2011，17（19）：251-253.

[2] 何剑平，李俊，李小敏，等. 杞菊地黄丸对家兔实验性高脂血症及动脉粥样硬化的影响 [J]. 深圳中西医结合杂志，2002，12（6）：332-334.

# 附二

## 治疗原发性肝癌的常用中成药简表

| 适宜证型 | 药物名称 | 功能 | 主治病证 | 用法用量 | 备注 |
|---|---|---|---|---|---|
| 血瘀证 | 金龙胶囊 | 破瘀散结，解郁通络。 | 用于原发性肝癌血瘀郁结证，症见胁下积块，胸胁疼痛，神疲乏力，腹胀，纳差等。 | 口服。一次4粒，一日3次。 | 医保 |
| | 平消胶囊（片） | 活血化瘀，散结消肿，解毒止痛。 | 对毒瘀内结所致的肿瘤患者具有缓解症状，缩小瘤体，提高机体免疫力，延长生存时间的作用。 | 胶囊：口服。一次4~8粒，一日3次。片剂：口服。规格（1）、（2）一次4~8片，一日3次。 | 药典，基药，医保 |
| | 慈丹胶囊 | 化瘀解毒，消肿散结，益气养血。 | 为原发性肝癌辅助治疗药。适用于原发性肝癌毒瘀蕴结证，合并介入化疗可改善临床症状，提高病灶缓解率。 | 口服。一次5粒，一日4次，1个月为一疗程；或遵医嘱。 | 医保 |
| | 槐耳颗粒 | 扶正固本，活血消癥。 | 适用于正气虚弱、瘀血阻滞证，原发性肝癌不宜手术和化疗者的辅助治疗用药，有改善肝区疼痛、腹胀、乏力等症状的作用。 | 口服。一次20g，一日3次。用作肝癌的辅助治疗时，1个月为一疗程，或遵医嘱。用作肺癌、胃肠癌、乳腺癌的辅助治疗时6个周为一疗程。 | 医保 |
| | 复方斑蝥胶囊 | 破血消癥，攻毒蚀疮。 | 用于原发性肝癌、肺癌、直肠癌、恶性淋巴瘤、妇科恶性肿瘤等。 | 口服。一次3粒，一日2次。 | 医保 |

| 适宜证型 | 药物名称 | 功能 | 主治病证 | 用法用量 | 备注 |
|---|---|---|---|---|---|
| 血瘀证 | 消癌平片 | 通经活血，祛风除湿，止血。 | 主要用于治疗食道癌、胃癌、肝癌、肺癌、贲门癌、大肠癌、宫颈癌、白血病等多种癌症，也可配合放疗、化疗及手术后治疗。 | 口服。一次8～10片，一日3次。 | |
| | 鳖甲煎丸 | 活血化瘀，软坚散结。 | 适用于胁下癥块属气滞血瘀证者。 | 口服，温开水送服。一次3g，一日2～3次。 | 医保 |
| | 大黄䗪虫丸 | 活血破瘀，通经消癥。 | 用于瘀血内停所致的癥瘕、闭经，症见腹部肿块、肌肤甲错，目眶黯黑，潮热羸瘦，闭经不行。 | 口服。一次3g，一日1～2次。用于慢性乙型活动性肝炎一次3g，一日3次；或遵医嘱。 | 药典，医保 |
| 湿热证（或热毒） | 茵陈五苓丸 | 清湿热，利小便。 | 用于肝胆湿热，脾肺郁结引起的湿热黄疸，胆腹胀满，小便不利。 | 口服。一次6g，一日2次。 | 医保 |
| | 龙胆泻肝丸 | 清肝胆，利湿热。 | 用于肝胆湿热，头晕目赤，耳鸣耳聋，胁痛口苦，尿赤，湿热带下。 | 口服。大蜜丸一次1～2丸，水丸一次3～6g，浓缩丸一次8丸，一日2次。 | 药典，医保 |
| | 茵栀黄口服液（颗粒） | 清热解毒，利湿退黄。 | 有退黄疸和降低谷丙转氨酶的作用。用于湿热毒邪内蕴所致急性、迁延性、慢性肝炎和重症肝炎（Ⅰ型）。也可用于其他型重症肝炎的综合治疗。 | 口服液：口服。一次10ml，一日3次。颗粒剂：开水冲服。一次6g，一日3次。 | 口服液：药典，基药，医保 颗粒剂：基药，医保 |
| | 华蟾素胶囊 | 解毒，消肿，止痛。 | 用于中、晚期肿瘤，慢性乙型肝炎等。 | 口服。一次3～4粒，一日3～4次。 | 医保 |
| | 安替可胶囊 | 软坚散结，解毒定痛，养血活血。 | 用于食管癌瘀毒证，与放疗合用可增强对食管癌的疗效；用于晚期原发性肝癌瘀毒证，对不宜手术、放化疗者有一定抑制肿瘤增长的作用，可改 | 口服，饭后服用。一次2粒，一日3次，疗程6周；或遵医嘱。 | 医保 |

| 适宜证型 | 药物名称 | 功能 | 主治病证 | 用法用量 | 备注 |
|---|---|---|---|---|---|
| 湿热证（或热毒） | | | 善生存质量；用于中晚期胃癌瘀毒证的化疗辅助治疗，配合 5-FU-DDP 方案（5-FU、MMC、DDP），可改善临床症状、生存质量。 | | |
| 脾虚证（或兼湿困） | 养正消积胶囊 | 健脾益肾，化瘀解毒。 | 用于辅助治疗脾肾两虚瘀毒内阻型原发性肝癌，症见脘腹胀满，纳呆少食，神疲乏力，腰膝酸软，右胁癥积，刺痛拒按，尿赤便溏等。具有增效减毒作用，可增加化疗药抗肿瘤疗效，提高患者生活质量；减轻化疗中出现的免疫功能、造血系统、消化系统及肝脏的损害。 | 口服。一次4粒，一日3次。 | 药典，医保 |
| | 参苓白术散（丸） | 健脾益气。 | 补脾胃，益肺气，用于脾胃虚弱食少便溏，气短咳嗽，肢倦乏力。 | 丸剂：口服。一次6g，一日3次。散剂：口服。一次6~9g，一日2~3次。温开水混悬后，分次送服。 | 药典，基药，医保 |
| | 人参健脾丸 | 健脾益气，和胃止泻。 | 用于脾胃虚弱所致的饮食不化，脘闷嘈杂，恶心呕吐，腹痛便溏，不思饮食，体弱倦怠。 | 口服。水蜜丸一次8g，大蜜丸一次2丸，一日2次。 | 药典，医保 |
| | 四君子丸 | 益气健脾。 | 用于脾胃气虚，胃纳不佳，食少便溏。 | 口服。一次3~6g，一日3次。 | 药典，医保 |
| | 补中益气丸（颗粒） | 补中益气，升阳举陷。 | 用于脾胃虚弱，中气下陷引起的体倦乏力，食少腹胀，久泻脱肛，子宫脱垂。 | 丸剂：口服。小蜜丸一次9g，大蜜丸一次1丸，水丸一次6g，一日2~3次；浓缩丸一次8~10丸，一日3次。颗粒剂：口服。一次3g，一日2~3次。 | 药典，基药，医保 |

| 适宜证型 | 药物名称 | 功能 | 主治病证 | 用法用量 | 备注 |
|---|---|---|---|---|---|
| 肝郁气滞证 | 肝复乐片（胶囊） | 健脾理气，化瘀软坚，清热解毒。 | 适用于以肝瘀脾虚为主证的原发性肝癌，症见上腹肿块，胁肋疼痛，神疲乏力，食少纳呆，脘腹胀满，心烦易怒，口苦咽干等。对于有上述证候的乙型肝炎、肝硬化患者的肝功能及肝纤维化血清学指标有改善作用。 | 胶囊：口服。一次6粒，一日3次。Ⅱ期原发性肝癌疗程2个月，Ⅲ期原发性肝癌疗程1个月，或遵医嘱。片剂：口服。一次10片（糖衣片）或6片（薄膜衣片），一日3次。Ⅱ期原发性肝癌疗程2个月；Ⅲ期原发性肝癌疗程1个月，乙型肝炎肝硬化疗程3个月。 | 医保 |
| | 复方金蒲片（胶囊） | 活血祛瘀，行气止痛。 | 用于气滞血瘀证肝癌的辅助治疗。 | 片剂：口服。一次5片，一日3次。胶囊：口服。一次5粒，一日3次。 | |
| | 柴胡疏肝丸 | 舒肝理气，消胀止痛。 | 用于肝气不舒，胸胁痞闷，食滞不清，呕吐酸水。 | 口服。一次1丸，一日2次。 | 药典 |
| | 丹栀逍遥丸 | 疏肝清热，清热调经。 | 用于肝郁化火，胸胁胀痛，烦闷急躁，颊赤口干，食欲不振或有潮热，以及妇女月经先期，经行不畅，乳房与少腹胀痛。 | 口服。一次6~9g，一日2次。 | 药典，基药，医保 |
| 阴虚证 | 贞芪扶正胶囊（颗粒） | 补气养阴。 | 用于久病虚损，气阴不足。配合手术、放射治疗、化学治疗，促进正常功能恢复。 | 胶囊：口服。一次4粒，一日2次。颗粒剂：开水冲服。一次1袋，一日2次。 | 医保 |

| 适宜证型 | 药物名称 | 功 能 | 主治病证 | 用法用量 | 备注 |
|---|---|---|---|---|---|
| 阴虚证 | 六味地黄丸（颗粒、胶囊） | 滋阴补肾。 | 用于肾阴亏损，症见头晕耳鸣，腰膝酸软，骨蒸潮热，盗汗遗精，消渴。 | 丸剂：口服。规格（1）大蜜丸，一次1丸，一日2次；规格（2）浓缩丸，一次8丸，一日3次；规格（3）水蜜丸，一次6g，一日2次；规格（4）、（5）、（6）小蜜丸，一次9g，一日2次。颗粒剂：开水冲服。一次5g，一日2次。胶囊：口服。规格（1）一次1粒，规格（2）一次2粒，一日2次。 | 药典，基药，医保 |
| | 杞菊地黄丸（胶囊、片） | 滋肾养肝。 | 用于肝肾阴亏，症见眩晕耳鸣，羞明畏光，迎风流泪，视物昏花。 | 丸剂：口服。规格（1）大蜜丸，一次1丸，一日2次；规格（2）浓缩丸，一次8丸，一日3次；规格（3）水蜜丸，一次6g，一日2次；规格（4）、（6）小蜜丸，一次9g，一日2次；规格（5）小蜜丸，一次6g，一日2次。胶囊：口服。一次5~6粒，一日3次。片剂：口服。一次3~4片，一日3次。 | 药典，基药，医保 |

脂肪肝

脂肪肝（fatty liver）是由于肝脏本身及肝外原因引起的过量脂肪在肝内持久积聚所致疾病，肝内脂肪含量超过肝湿重的5%，或肝活检1/3以上肝细胞有脂肪变性且弥漫分布于全肝。病理学改变为弥漫性的肝细胞脂肪变性。临床上常根据患者有无过量饮酒史分为酒精性脂肪性肝病和非酒精性脂肪性肝病。其中酒精性脂肪肝主要由乙醇及其代谢产物所致，而非酒精性脂肪肝则主要与胰岛素抵抗有关。

本病发病原因极其复杂，现代医学认为本病主要是由嗜酒、长期过量食用高脂和高胆固醇食物、蛋白质缺乏、营养不良、毒物或药物、先天遗传与代谢因素引起过量脂肪（主要是甘油三酯及脂肪酸）在肝内堆积，肝细胞内脂肪堆积过多引起的病变。脂肪性肝病已成为仅次于病毒性肝炎的第二大肝病，被公认为隐蔽性肝硬化的常见原因。脂肪肝的临床表现多样，轻者多无自觉症状而难以发现，或仅有疲乏感但容易忽视。中重度脂肪肝有类似慢性肝炎的表现，可有食欲不振、疲倦乏力、腹胀、嗳气、恶心、呕吐、体重减轻、肝区或右上腹胀满隐痛等感觉。查体可见肝脏轻度肿大，质地稍韧、边缘钝、表面光滑，肝区可有触痛，少数患者可出现脾肿大、蜘蛛痣和肝掌。实验室检查可有转氨酶持续或反复升高，血清总胆红素可轻度升高，血浆蛋白总量下降或白球比值倒置，血脂升高。B超和CT检查均有较高的诊断符合率，确诊仍有赖于肝穿刺活检。B超可见后方衰减波，肝脏边缘变钝，严重时肝内血管纹理走向不清。CT检查示肝实质密度普遍或局灶性降低，甚至低于肝内血管密度。肝穿刺组织学检查，在光镜下可见肝细胞内、外脂肪浸润，严重者伴有局部炎症和坏死。

一般而言，脂肪肝属可逆性疾病，早期诊断并及时治疗常可恢复正常，因而脂肪肝治愈的关键在于早发现、早治疗。对于轻中度脂肪肝来说，只要合理的饮食和运动，多数人可以自愈，重度脂肪肝则需要进行正规合理治疗。现代医学临床治疗首先应去除病因，如戒酒、减轻体重、降低血脂、控制血糖、祛除药物等影响因素。其次，根据脂肪肝的病情程度给予相应的保护肝细胞、去脂药物及抗氧化剂等治疗。同时，配合调节饮食、规律起居、适量运动等方面的生活调理，会取得更好的疗效。

本病是现代医学中的一种病理学概念，在中医学中尚无统一规范的病名。中医学根据脂肪肝的临床症状、体征及发病特点，多将其归属于"胁痛"、"肝痞"、"癥瘕"、"积聚"、"痰浊"、"肥气"、"肝癖"、"肝着"等范畴。

## 一、中医病因病机分析及常见证型

中医学认为因长期嗜酒无度，导致脾胃受损，运化失职，痰湿凝聚，阻塞气机，肝失调达，气血郁滞，痰湿与气血相搏结而成酒精性脂肪肝。非酒精性脂肪肝（non-alcoholic fatty liver disease，NAFLD）则多因偏食或过食肥甘厚味，久坐少动，过度肥胖；或感受湿热疫毒，或精神抑郁，情志失调，肝气不疏，失于条达；或久病体虚、脾肾亏虚，导致湿浊内生，湿热内蕴，气滞血瘀，津液精微不能正常输布，最终痰瘀互结，痹阻肝络而形成。本病为本虚标实之病，本虚表现为脾气虚弱、肝肾亏损；标实表现为痰湿内蕴、气滞血瘀。其病机为肝脾肾亏虚、肝失疏泄、脾失健运、湿热内蕴、痰浊郁结、气滞血瘀、痰瘀互结，而最终形成湿、痰、瘀、热互结，痹阻肝脏脉络而发为脂肪肝。病位主要在肝，但与肝、胆、脾、胃、肾等密切相关，病初在脾胃，病中涉及肝胆，病末损及肝肾。

由于脂肪肝的病因病机和临床特点不同，其临床证候较多且复杂，常见证型有痰湿内阻、湿热蕴结、气滞血瘀、肝肾不足等。

## 二、辨证选择中成药

### 1. 痰湿内阻证

【临床表现】形体肥胖，右胁不适或隐痛，或胁下痞块，神疲倦怠嗜睡，面色萎黄，面目虚浮，脘腹痞满，头身困重，胸闷气短，头晕，恶心欲吐，厌食油腻，痰涎壅盛，大便溏薄，或黏滞不爽；舌质淡或淡黯，舌体胖大或边有齿痕，苔白腻或白厚腻，脉濡细或弦或弦滑。

【辨证要点】体胖倦怠，头困身重，胸闷脘痞；舌淡体胖，苔白腻。

【病机简析】过食肥甘厚味，或感受湿热疫毒，或情志失调，或久病体虚等致肝失疏泄，脾失健运，脾为生痰之源，则聚湿成痰，痰湿内蕴，痰浊痹阻肝脏脉络。痰湿内阻，脾胃蒙蔽，清阳不升则头晕嗜睡，浊阴不降则恶心，清阳不达四肢则肢重，体弱神倦而形胖。肝气不疏，气血运行不畅而胁下隐痛。胸阳失展，则胸闷气短。脾主运化水湿，脾虚失运，水液输布障碍，故面目虚浮。痰湿阻于中焦，脾胃气机失司，故大便溏而不爽。痰湿郁积，脾胃虚弱，气血生化受阻，故舌体胖，舌质淡。苔白腻脉弦滑为痰湿内阻之象。

【治法】化痰祛湿，理气和中。

【辨证选药】可选用二陈丸等药。

此类中成药多以苍术、陈皮、半夏、白术、胆南星、皂角刺等燥湿化痰，黄芪、党参、白术、茯苓、薏苡仁、藿香、砂仁、泽泻等健脾益气化湿，配合柴胡、香附、枳壳、枳实、白芍、郁金等疏理肝气，达到化痰祛湿的功效。

### 2. 湿热蕴结证

【临床表现】右胁胀痛或胀满不舒，肝脏肿大，口苦咽干，形体肥胖，肢体重着，脘闷食少，腹部胀满，或有恶心，大便秘结，小便短赤；舌质红，苔薄黄稍腻或黄腻，脉弦滑数或濡数。

【辨证要点】右胁胀痛或满，口苦咽干，脘闷腹胀；舌红苔黄腻，脉滑数。

【病机简析】嗜食肥甘厚味，或饮酒过度，脾胃受损，运化失职，水湿停止，郁久而化热则湿热内蕴。湿热聚于肝络，肝失疏泄，阻碍气机，则脾胃运化失职，继而使病情缠绵和加重。

【治法】清热利湿。

【辨证选药】可选用化滞柔肝颗粒、茵陈五苓丸、龙胆泻肝丸、茵栀黄口服液（颗粒）等药物。

此类中成药多以水飞蓟、茵陈、黄芩、虎杖、泽兰、泽泻等清热利湿解毒，以陈皮、白术、茯苓、猪苓、苍术等健脾化湿，以减少湿浊来源，并以柴胡、郁金、决明子、墨旱莲、大黄等疏肝清热，达到清除湿热、调畅肝脾的作用。

### 3. 气滞血瘀证

【临床表现】肝区胀痛或胁下刺痛，胁下肿块，推之不移，局部压痛，面色晦滞或黧黑，口唇紫黯，腹部胀满，胸闷气短，头颈胸部赤缕红丝，大便不通，妇女经闭或夹有血块；舌质暗红或淡紫或紫黯，边有瘀点或瘀斑，苔薄白或白腻，脉细弦细涩。

【辨证要点】胁下刺痛，胸闷腹胀，红缕血痣；舌质黯有瘀点，脉涩。

**【病机简析】**肝主疏泄，肝藏血，脾主健运，如因素体痰湿内盛，或嗜食肥甘，或湿热毒邪，或情志不遂，肝失疏泄，肝郁气滞则易导致脾失健运，而肝郁脾虚，气虚气滞，气虚不能行血，血运不畅，气滞血停，而瘀血阻滞肝络，故肝区或两胁胀痛或刺痛。气虚气滞易致水湿停滞，痰湿阻络，最终导致肝经郁热，气滞湿阻，瘀血内结于肝。或湿热之邪侵犯肝胆，肝失疏泄条达，日久气病及血，气滞不行则血脉瘀阻。

**【治法】**疏肝理气，活血化瘀。

**【辨证选药】**可选用强肝胶囊（颗粒、片）、大黄䗪虫丸等药物。

此类中成药多以三棱、赤芍、丹参、三七、山楂、莪术、桃仁、水红花子、川芎、地龙等活血化瘀、散结止痛，常配伍枳实、白术、党参、黄芪、柴胡理气化痰，以疏通血脉，达到理气、活血、疏肝的效果。

### 4. 肝肾不足证

**【临床表现】**胁肋隐痛，腰膝酸软，头晕目眩，耳鸣健忘，胸闷、善太息，夜眠多梦，视物昏花，手足心热，口干咽燥，或有午后潮热、盗汗，女子经少或闭经；舌质红或暗红，苔少或薄白，少津，脉沉细或虚细或细数。

**【辨证要点】**胁肋隐痛，腰膝酸软，午后潮热；舌红苔少，脉沉细数。

**【病机简析】**肝肾同源，肾阴受伐，不能涵养肝阴，肝之阴血愈亏，阴虚火旺灼津成痰成瘀；或阴损及阳，气化失司，脾失健运，浊瘀停聚于肝。

**【治法】**调补肝肾。

**【辨证选药】**可选用壳脂胶囊、复方益肝灵片（胶囊）等药物。

此类中成药多以熟地、女贞子、五味子、续断、龟板、牛膝、黄精、覆盆子、枸杞子、桑寄生、制首乌等滋养肝肾之阴血，并配合茵陈、泽泻、丹参、郁金等疏肝活血、清虚热，达到滋补肝肾、疏肝清热活血的功效。

## 三、用药注意

临床选药必须以辨证论治的思想为指导，针对不同证型，选择与其相对证的药物，才能收到较为满意的疗效。患者如正在服用其他药品，应当告知医师或药师。本病治疗用药在祛除原发病及直接和间接导致该病的因素基础上，生活调摄很重要，患者应戒酒，适量运动，饮食宜清淡，营养应全面，忌肥甘油腻食物，以防影响药效的发挥。药品贮藏宜得当，存于阴凉干燥处，药品性状发生改变时禁止服用。药品必须妥善保管，放在儿童不能接触的地方，以防发生意外。儿童若需用药，务请咨询医师，并必须在成人的监护下使用。对于具体药品的饮食禁忌、配伍禁忌、妊娠禁忌、证候禁忌、病证禁忌、特殊体质禁忌、特殊人群禁忌等，各药品具体内容中均有详细介绍，用药前务必仔细阅读。

## 附一

### 常用治疗脂肪肝的中成药药品介绍

**（一）痰湿内阻证常用中成药品种**

### 二陈丸

**【处方】**陈皮、半夏（制）、茯苓、甘草。

**【功能与主治】**燥湿化痰，理气和中。多用于咳嗽痰多，胸脘满闷，恶心呕吐等症。

**【用法与用量】**空腹温开水送服。一次 9～15g，一日 2 次。

**【注意事项】**

1. 忌食辛辣、油腻食物。

2. 二陈丸适用于痰湿咳嗽，其表现为咳嗽反复发作，咳声重浊，痰多、色白或带灰色。

3. 支气管扩张、肺脓疡、肺心病、肺结核患者应在医师指导下服用。

4. 服用 1 周病证无改善，应停止服用，去医院就诊。

5. 服药期间，若患者出现高热，体温超过 38℃，或出现喘促气急，或咳嗽加重，痰量明显增多应到医院就诊。

6. 若需长期服用应向医师或药师咨询。

7. 对二陈丸过敏者禁用，过敏体质者慎用。

**【规格】**每瓶装 60g。

**【贮藏】**密闭，防潮。

## （二）湿热蕴结证常用中成药品种

### 化滞柔肝颗粒

**【处方】**茵陈、决明子（清炒）、大黄（酒炖）、泽泻、猪苓、山楂、苍术（麸炒）、白术（麸炒）、陈皮、瓜蒌、女贞子（酒蒸）、墨旱莲、枸杞子、小蓟、柴胡（醋炙）、甘草。

【功能与主治】清热利湿，化浊解毒，祛瘀柔肝。用于非酒精性单纯性脂肪肝湿热中阻证，症见肝区不适或隐痛，乏力，食欲减退，舌苔黄腻。

【用法与用量】开水冲服。一次1袋，一日3次，每服6日需停服1日；或遵医嘱。

【禁忌】对本品过敏者禁用。

【注意事项】

1．本品尚无妊娠及哺乳期妇女的有效性和安全性研究数据。

2．本品尚无非酒精性脂肪性肝炎和肝硬化的有效性和安全性研究数据。

3．糖尿病患者慎用。

4．服药期间应定期检查肝肾功能。

5．治疗期间需结合饮食调整和行为纠正。

【规格】每袋装8g。

【贮藏】密封，置阴凉（不超过20℃）干燥处。

## 茵陈五苓丸

【处方】茵陈、泽泻、茯苓、猪苓、炒白术、肉桂。

【功能与主治】清湿热，利小便。用于肝胆湿热，脾肺郁结引起的湿热黄疸，脘腹胀满，小便不利。

【用法与用量】口服。一次6g，一日2次，饭后温开水送服；儿童用量酌减。

【注意事项】

1．黄疸属寒湿阴黄者忌用。

2．方中含有温通、利水渗湿之品，有碍胎气，孕妇慎用。

3．服药期间饮食宜用清淡、易消化之品，忌酒，忌食辛辣、油腻之品。

4．忌恚怒忧郁劳碌，保持心情舒畅。

**【规格】** 水丸，每20粒重1g。

**【贮藏】** 密闭，防潮。

## 龙胆泻肝丸

**【处方】** 龙胆、柴胡、黄芩、栀子（炒）、泽泻、木通、盐车前子、酒当归、地黄、炙甘草。

**【功能与主治】** 清肝胆，利湿热。用于肝胆湿热，头晕目赤，耳鸣耳聋，胁痛口苦，尿赤，湿热带下。

**【用法与用量】** 口服。大蜜丸，一次1～2丸；水丸，一次3～6g；浓缩丸，一次8丸，一日2次。

**【禁忌】** 尚不明确。

**【注意事项】**

1．忌烟、酒及辛辣食物。

2．不宜在服药期间同时服用滋补性中药。

3．有高血压、心脏病、肝病、糖尿病、肾病等慢性病严重者应在医师指导下服用。

4．服药后大便次数增多且不成形者，应酌情减量。

5．孕妇慎用，儿童、哺乳期妇女、年老体弱及脾虚便溏者应在医师指导下服用。

6．服药3天症状无缓解，应去医院就诊。

7．对龙胆泻肝丸过敏者禁用，过敏体质者慎用。

**【规格】** 大蜜丸，每丸重6g；水丸，每袋装6g；浓缩丸，每

8 丸相当于原生药 3g。

**【贮藏】**密闭，防潮。

**【药理毒理】**小鼠实验提示中药复方龙胆泻肝丸可保护肝脏，对抗阻塞性黄疸所致肝清除率和肝血流量下降，改善肝脏血流动力学[1]。

**【参考文献】**

[1] 张建平，周琰，王林，等.龙胆泻肝丸对阻塞性黄疸大鼠肝脏转运功能的影响 [J].中成药，2007，29（7）：979-980.

## 茵栀黄口服液（颗粒）

**【处方】**茵陈提取物、栀子提取物、黄芩苷、金银花提取物。

**【功能与主治】**清热解毒，利湿退黄。有退黄疸和降低谷丙转氨酶的作用。用于湿热毒邪内蕴所致急性、迁延性、慢性肝炎和重症肝炎（Ⅰ型），也可用于其他型重症肝炎的综合治疗。

**【用法与用量】**

口服液：口服。一次 10ml，一日 3 次。

颗粒剂：开水冲服。一次 6g，一日 3 次。

**【注意事项】**

1．寒湿所发黄疸，症见黄色晦暗，肢凉怕冷，大便溏泻者不宜用。

2．本品不宜用于肝衰竭的黄疸，梗阻性黄疸以及残留黄疸。

3．自身免疫性肝炎、原发性胆汁性肝硬化和原发性硬化性胆管炎的黄疸应慎用。

4．妊娠及哺乳期妇女慎用。

5．服药期间忌酒及辛辣之品。

**【规格】**

口服液：每支装 10ml（含黄芩苷 0.4g）。

颗粒剂：每袋装 3g。

**【贮藏】** 密封，置阴凉处。

## （三）气滞血瘀证常用中成药品种

## 强肝胶囊（颗粒、片）

**【处方】** 茵陈、板蓝根、当归、白芍、生黄芪、党参、山药、黄精、丹参、地黄、郁金、神曲、山楂、泽泻、秦艽、甘草。

**【功能与主治】** 健脾疏肝，清利湿热，益气养血。用于慢性肝炎、早期肝硬化、脂肪肝、中毒性肝炎等。用于肝郁脾虚、湿热蕴结所致的两胁胀痛、乏力、脘痞、腹胀、面色无华、腰膝酸软。

**【用法与用量】**

胶囊：饭后口服。一次 3 粒，一日 3 次。每服 6 日停 1 日，8 周为一疗程，停 1 周，再进行第二疗程。

颗粒剂：温开水冲服。一次 1 袋，一日 2 次。每服 6 日停 1 日，8 周为一疗程，停 1 周，再进行第二疗程。

片剂：口服。薄膜衣片一次 4 片，一日 2 次。每服 6 日停 1 日，8 周为一疗程，停 1 周，再进行第二疗程。

**【注意事项】**

1．有胃、十二指肠溃疡或高酸性慢性胃炎者应减量服用。

2．妇女经期可暂停服用。

3．忌酒及辛辣、油腻食物。

4．有文献报道服用强肝胶囊可引起晕厥。

**【规格】**

胶囊：每粒装 0.4g。

颗粒剂：每袋装 5g。

片剂：薄膜衣片，每片重 0.5g。

**【贮藏】**密封。

**【药理毒理】**通过动物实验，发现强肝丸对肝组织中胶原蛋白的合成过程有显著抑制作用，从而阻断肝纤维化的病理过程[1]。强肝胶囊对非酒精性脂肪肝大鼠肝脏脂质和炎症有较好的治疗作用[2]。

**【临床报道】**

1．陈泽雄等将符合非酒精性脂肪肝诊断标准的 122 例患者随机分为治疗组和对照组，治疗组 64 例用强肝胶囊，对照组用凯西莱，2 组疗程为 3 个月。治疗组总有效率为 79.69%，优于对照组的 62.07%（$P < 0.05$）。表明强肝胶囊对非酒精性脂肪肝有较好的治疗作用[3]。

2．杨德全将 82 例重度脂肪肝患者随机分为 2 组，对照组 32 例单用强肝胶囊治疗，治疗组 50 例在对照组治疗基础上配合穴位贴敷。结果总有效率治疗组为 92.0%，对照组为 68.8%，2 组比较，差异有显著性意义（$P < 0.05$）。表明强肝胶囊配合穴位贴敷疗法治疗重度脂肪肝疗效显著[4]。

**【参考文献】**

[1] 程卫东，马周旺，杨俊杰，等.强肝丸对肝纤维化大鼠肝组织胶原表达的影响 [J].北京中医药大学学报，2008，31（6）：389-391.

[2] 邢练军，马赞颂，柳涛，等.强肝胶囊对非酒精性脂肪肝大鼠肝脏脂质的影响 [J].上海中医药杂志，2008，42（12）：61-63.

[3] 陈泽雄，张诗军，尹丽荣.强肝胶囊治疗非酒精性脂肪肝

的临床观察 [J]. 中国中药杂志, 2006, 31 (20): 1739-1741.

[4] 杨德全. 强肝胶囊配合穴位贴敷疗法治疗重度脂肪肝 50 例 [J]. 新中医, 2009, 41 (4): 79.

# 大黄䗪虫丸

**【处方】** 熟大黄、土鳖虫 (炒)、水蛭 (制)、虻虫 (去翅足、炒)、蛴螬 (炒)、干漆 (煅)、桃仁、苦杏仁 (炒)、黄芩、地黄、白芍、甘草。

**【功能与主治】** 活血破瘀, 通经消癥。用于瘀血内停所致的癥瘕、闭经, 症见腹部肿块, 肌肤甲错, 目眶黯黑, 潮热羸瘦, 闭经不行。

**【用法与用量】** 口服。一次 3g, 一日 1～2 次; 或遵医嘱。

**【禁忌】** 孕妇禁用, 皮肤过敏者停服。

**【注意事项】** 无特殊。

**【规格】** 大蜜丸, 每丸重 3g; 水蜜丸, 每丸重 0.072g。

**【贮藏】** 密封。

**【临床报道】** 张艳霞等用大黄䗪虫丸治疗脂肪肝 50 例, 疗程 6 个月, 结果患者乏力鼓胀、肝区不适或疼痛等症状消失或缓解, 肝脏在 B 超下的形态和实质明显改善 (其中 15 例恢复正常, 28 例显著好转), 体重、血清胆固醇的含量较治疗前显著降低 ($P < 0.05$), 血清 ACT、AST、GGT 的复常率分别为 94.4%、83.9%、85.7%。结论: 大黄䗪虫丸是治疗脂肪肝的有效药物 [1]。

**【参考文献】**

[1] 张艳霞, 王秋. 大黄䗪虫丸治疗脂肪肝 50 例临床观察 [J]. 中华临床医学研究杂志, 2003, (77): 12796-12797.

## （四）肝肾不足证常用中成药品种

## 壳脂胶囊

**【处方】**甲壳、制何首乌、茵陈、丹参、牛膝。

**【功能与主治】**清化湿浊，活血散结，补益肝肾。用于治疗非酒精性脂肪肝湿浊内蕴、气滞血瘀或兼有肝肾不足郁热证，症见肝区闷胀不适或闷痛，耳鸣，胸闷气短，肢麻体重，腰膝酸软，口苦口黏，尿黄，舌质暗红，苔薄黄腻，脉弦数或弦滑等。

**【用法与用量】**口服。一次 5 粒，一日 3 次。

**【禁忌】**

1．妊娠及哺乳期妇女禁用。

2．对本药过敏者禁用。

**【注意事项】**

1．对用于经检查证实由肾病、免疫性疾病、糖尿病引起的高脂血症合并脂肪肝患者，目前仍无临床试验资料。

2．建议服药过程中配合饮食控制（包括脂肪、酒精摄入等）。

**【规格】**每粒装 0.25g。

**【贮藏】**密封，避光，置阴凉干燥处。

**【药理毒理】**本品可降低饮食诱导的小鼠非酒精性脂肪性肝炎肝组织肝脏血红素氧合酶 −1、细胞色素 P4502E1 表达，减轻氧化应激和脂质过氧化反应，阻止 NASH 的发生、发展[1]。

**【临床报道】**

1．尹澎等将酒精性脂肪肝患者 81 例随机分为观察组 43 例和对照组 38 例，对照组常规给予禁酒、低脂饮食，并予水飞蓟素治疗 12 周；观察组在上述方案基础上，加用壳脂胶囊治疗 12 周。治疗后两组 ALT、AST、GGT 水平均获显著改善；观察组总胆固醇（TC）、三酰甘油（TG）水平降低，与治疗前比较有显著差异（$P < 0.05$），而对照组治疗前后无显著改善，两组比较差异显著（$P < 0.05$）。结果表明在常规治疗基础上口服壳脂胶囊结合运动锻炼，可降低酒精性脂肪肝患者的 TG、TC 水平，促进 ALT、AST、GGT 好转，改善肝组织炎症状况[2]。

2．彭玲等将 95 例高脂血症合并脂肪肝患者随机分为治疗组和对照组，治疗组给予壳脂胶囊治疗 12 周，对照组给予吉非罗齐胶囊治疗 12 周，观察治疗前后症状及血清总胆固醇（TC）、甘油三酯（TG）、低密度脂蛋白胆固醇（LDL-C）、肝功、肾功等指标变化，分别对两组数据比较并做统计学处理。结果表明壳脂胶囊治疗高脂血症合并脂肪肝疗效确切，无严重不良反应发生，总的疗效超过吉非罗齐，值得推广使用[3]。

**【参考文献】**

[1] 王荣琦，南月敏，赵素贤，等．壳脂胶囊对小鼠非酒精性脂肪性肝炎氧化应激的影响 [J]．肝脏，2011，16（3）：216-219．

[2] 尹澎，陈玉琪．壳脂胶囊结合运动锻炼治疗酒精性脂肪肝疗效观察 [J]．人民军医，2010，53（2）：123-124．

[3] 彭玲，向光明，何元军，等．壳脂胶囊在高脂血症合并脂肪肝治疗中的作用 [J]．西部医学，2008，20（1）：141-142．

## 复方益肝灵片（胶囊）

**【处方】** 水飞蓟素、五仁醇浸膏。

**【功能与主治】** 益肝滋肾，解毒祛湿。用于肝肾阴虚，湿毒未清引起的胁痛，纳差，腹胀，腰酸乏力，尿黄等症，或慢性肝炎转氨酶增高者。适用于治疗急性黄疸性肝炎，慢性迁延性肝炎、慢性活动性肝炎、脂肪肝等。

**【用法与用量】**

片剂：口服。一次4片，一日3次，饭后服用。

胶囊：口服。一次1粒，一日3次，12周为一疗程；或遵医嘱。

**【注意事项】**

1. 肝郁脾虚所致的胁痛，不宜使用本品。

2. 服药期间饮食宜用清淡易消化之品，慎食辛辣肥腻之物，忌酒。

3. 忌恚怒忧郁劳碌。

**【规格】**

片剂：每片含水飞蓟素以水飞蓟宾计为21mg。

胶囊：每片含水飞蓟素以水飞蓟宾计为84mg。

**【贮藏】** 密封。

**【临床报道】**

1. 徐俊林等给120例脂肪肝患者口服复方益肝灵，同时配合血脂康胶囊，1个月为一疗程，根据病情，一般服1～2个疗程。结果治疗前后肝功能、血脂及肝脏B超变化差异均有统计学意义（$P < 0.05$、$< 0.01$），表明复方益肝灵联合血脂康治疗脂肪肝的疗效确切，且无不良反应[1]。

2. 朱雄鹰等将60例脂肪肝患者随机分为两组，观察组30例，给予优思弗（熊去氧胆酸胶囊）联合复方益肝灵片治疗，对照组30例，予以甘利欣注射液治疗，观察两组患者治疗前后血清酶学（ALT、AST、GGT）、血脂（TG、CHO）和B超的变化。结果表明优思佛联合复方益肝灵片对脂肪肝具有良好的疗效[2]。

**【参考文献】**

[1] 徐俊林，王立颖，张春铭. 复方益肝灵联合血脂康治疗脂肪肝120例 [J]. 中国中西医结合消化杂志，2005，13（4）：274-275.

[2] 朱雄鹰，施军平. 优思弗联合复方益肝灵治疗脂肪肝30例 [J]. 浙江中医学院学报，2005，29（3）：23-24.

## 附二

### 治疗脂肪肝的常用中成药简表

| 适宜证型 | 药物名称 | 功能 | 主治病证 | 用法用量 | 备注 |
|---|---|---|---|---|---|
| 痰湿内阻证 | 二陈丸 | 燥湿化痰，理气和中。 | 多用于咳嗽痰多，胸脘满闷，恶心呕吐等症。 | 空腹温开水送服。一次9～15g，一日2次。 | 药典，医保 |
| 湿热蕴结证 | 化滞柔肝颗粒 | 清热利湿，化浊解毒，祛瘀柔肝。 | 用于非酒精性单纯性脂肪肝湿热中阻证，症见肝区不适或隐痛，乏力，食欲减退，舌苔黄腻。 | 开水冲服。一次1袋，一日3次，每服6日需停服1日；或遵医嘱。 | 医保 |
| | 茵陈五苓丸 | 清湿热，利小便。 | 用于肝胆湿热，脾肺郁结引起的湿热黄疸，脘腹胀满，小便不利。 | 口服。一次6g，一日2次，饭后温开水送服；儿童用量酌减。 | 医保 |
| | 龙胆泻肝丸 | 清肝胆，利湿热。 | 用于肝胆湿热，头晕目赤，耳鸣耳聋，胁痛口苦，尿赤，湿热带下。 | 口服。大蜜丸，一次1～2丸；水丸，一次3～6g；浓缩丸，一次8丸，一日2次。 | 药典，医保 |

续表

| 适宜证型 | 药物名称 | 功能 | 主治病证 | 用法用量 | 备注 |
|---|---|---|---|---|---|
| 湿热蕴结证 | 茵栀黄口服液（颗粒） | 清热解毒，利湿退黄。 | 有退黄疸和降低谷丙转氨酶的作用。用于湿热毒邪内蕴所致急性、迁延性、慢性肝炎和重症肝炎（Ⅰ型），也可用于其他型重症肝炎的综合治疗。 | 口服液：口服。一次10ml，一日3次。颗粒剂：口服。一次6g，一日3次。 | 口服液：药典，基药，医保颗粒剂：基药，医保 |
| 气滞血瘀证 | 强肝胶囊（颗粒、片） | 健脾疏肝，清利湿热，益气养血。 | 用于慢性肝炎，早期肝硬化，脂肪肝，中毒性肝炎等。用于肝郁脾虚、湿热蕴结所致的两胁胀痛、乏力、脘痞、腹胀、面色无华、腰膝酸软。 | 胶囊：饭后口服。一次3粒，一日3次。每服6日停1日，8周为一疗程，停1周，再进行第二疗程。颗粒剂：温开水冲服。一次1袋，一日2次。每服6日停1日，8周为一疗程，停1周，再进行第二疗程。片剂：口服。薄膜衣片一次4片，一日2次。每服6日停1日，8周为一疗程，停1周，再进行第二疗程。 | 胶囊：医保颗粒剂：医保片剂：医保 |
| | 大黄䗪虫丸 | 活血破瘀，通经消癥。 | 用于瘀血内停所致的癥瘕、闭经，症见腹部肿块，肌肤甲错，目眶黯黑，潮热羸瘦，闭经不行。 | 口服。一次3g，一日1~2次；或遵医嘱。 | 丸剂：药典，医保胶囊：医保 |
| 肝肾不足证 | 壳脂胶囊 | 清化湿浊，活血散结，补益肝肾。 | 用于治疗非酒精性脂肪肝湿浊内蕴、气滞血瘀或兼有肝肾不足郁热证，症见肝区闷胀不适或闷痛，耳鸣，胸闷气短，肢麻体重，腰膝酸软，口苦口黏，尿黄，舌质暗红，苔薄黄腻，脉弦数或弦滑等。 | 口服。一次5粒，一日3次。 | 医保 |

续表

| 适宜证型 | 药物名称 | 功 能 | 主治病证 | 用法用量 | 备注 |
|---|---|---|---|---|---|
| 肝肾不足证 | 复方益肝灵片（胶囊） | 益肝滋肾，解毒祛湿。 | 用于肝肾阴虚，湿毒未清引起的胁痛，纳差，腹胀、腰酸乏力，尿黄等症，或慢性肝炎转氨酶增高者。适用于治疗急性黄疸性肝炎，慢性迁延性肝炎、慢性活动性肝炎、脂肪肝等。 | 片剂：口服。一次4片，一日3次，饭后服用。胶囊：口服。一次1粒，一日3次，12周为一疗程；或遵医嘱。 | 医保 |

胆囊炎

　　胆囊炎是细菌感染、胆汁刺激、胰液向胆道反流的化学性刺激，以及胆红素和类脂质代谢失调等引起的胆囊炎性病变，为胆囊的常见病。在腹部外科中其发病率仅次于阑尾炎，本病可发生于任何年龄，多见于 35～55 岁中年人，女性多见，尤多见于肥胖且多次妊娠的妇女。四季均可发病。

　　胆囊炎多与免疫力低下造成胆道感染、情绪失调、饮食不当、肠道寄生虫病等因素有关，临床可分为急性胆囊炎和慢性胆囊炎。

　　急性胆囊炎的典型表现为急性发作的右上腹持续或阵发性绞痛，可向右肩背放射，胆囊区压痛或反跳痛，肌紧张，发热，恶心呕吐，或有黄疸。体格检查时，可以发现患者右上腹部有压痛，并有腹肌紧张，大约 1/3 患者可触及肿大的胆囊。实验室检查发现多数人血白细胞计数及中性粒细胞增多，血胆红素升高。B超检查可发现胆囊肿大、囊壁增厚，或可见胆囊结石。

　　慢性胆囊炎表现为反复发作且轻重不一的腹胀，右上腹及上腹不适或疼痛，常放射至右肩背，伴嗳气、泛酸等消化不良症状，进食油腻食物症状加剧。胆囊造影和B型超声肝胆扫描是诊断慢性胆囊炎很有价值的检查方法，胆囊造影可以发现胆结石、胆囊缩小变形以及浓缩和收缩不良等情况，胆囊壁有变毛糙、增厚、胆囊萎缩等征象。几乎所有胆囊结石的患者都有慢性胆囊炎。

　　现代医学临床常根据病情酌情采用调控饮食、抗感染、解痉止痛及内科对症治疗，对症状控制不佳、反复发作，或巨大结石，或多发性结石，或胆囊已丧失功能且为感染病灶等情况，则可以考虑择期腹腔镜或外科手术切除的治疗方法。

　　本病为现代疾病名称，多属于中医学的"腹痛"、"胁痛"、"胆胀"、"黄疸"等范畴。

## 一、中医病因病机分析及常见证型

中医学认为胆囊炎是由于肝胆气滞、湿热壅阻，影响肝脏的疏泄和胆腑的通降功能而发病，与饮食不节、寒温不适等因素有关。急性发作期以实证为主，慢性或缓解期以本虚标实为主。病位为肝胆、脾胃，而病理因素是湿、热、毒、气滞、血瘀等。

由于患者体质、发病原因的不同，急性胆囊炎多以肝胆湿热证为主，部分慢性胆囊炎也可见此证。慢性胆囊炎常见肝胆气郁、肝胃气滞、肝阴不足等证。

## 二、辨证选择中成药

### 1. 肝胆湿热证

【临床表现】胁肋胀痛拒按，口苦口黏，咽干，胸胁苦满，脘闷腹胀，恶心呕吐，身目鲜黄，食少纳呆，口干不欲饮，肌肤瘙痒，身目发黄，尿黄赤，大便不畅或便秘；舌质红，苔黄腻，脉弦滑或弦数。

【辨证要点】胁肋胀痛，脘闷腹胀，口苦咽干；舌红苔黄腻，脉弦滑。

【病机简析】素体湿热内蕴，湿热蕴结于肝胆，使肝失疏泄，胆失通降而致胆胀；胆汁流出不畅，胆道瘀塞不通，或湿热中阻，脾胃失和，或湿热熏蒸肝胆，胆汁不循常道而外溢，致身目发黄；湿热下注膀胱则尿黄；甚或肝胆之热郁久化火，酿成热毒炽盛。

【治法】清热利湿。

【辨证选药】可选用消炎利胆片（颗粒、胶囊、软胶囊）、胆宁片、金黄利胆胶囊、金胆片、大黄利胆胶囊、胆清胶囊、青叶胆片（胶囊）、复方胆通片（胶囊）、熊胆胶囊、胆清片、利胆排石片（颗粒）等。

此类中成药多以大黄、虎杖、龙胆、金钱草、茵陈、黄芩、芒硝、溪黄草、穿心莲等清利肝胆湿热，配合柴胡、青皮、陈皮、郁金、枳实、半夏、木香等疏利肝胆之气，以发挥较好的疏肝利胆、清化湿热的功效。

### 2. 肝胆气郁证

**【临床表现】**右侧胁肋胀痛，胀甚于痛或以胀为主，常牵引右肩疼痛，时轻时重，痛处不定，或时发时止，情志因素每可诱发或加重。伴口苦咽干，畏食油腻，胸胁及心下痞满，善太息，喜嗳气，纳食减少，矢气频转，少腹胀痛，大便干结或艰难，女性可见乳房胀痛，月经不调；舌红，苔薄白或薄黄，脉弦。

**【辨证要点】**胁肋胀痛，心下痞满，情志因素可诱发；脉弦。

**【病机简析】**肝胆主疏泄，郁滞不通，则肝胆气机不利，失于疏泄，郁于胁络，故见胁肋作胀或疼痛，女子乳房胀痛，月经不调。气郁化热则口干口苦、咽干。忧思暴怒，肝气郁结，疏泄失常，胆失通降，久郁蕴热，肝气横逆，克伐脾胃，脾气不舒，则脘腹胀满，神疲乏力，食欲不振，得嗳气或矢气则舒。脾虚气郁，则少腹胀痛，大便干结或艰难。

**【治法】**疏肝利胆，理气解郁。

**【辨证选药】**可选用胆舒片（胶囊）、利胆片、舒胆胶囊、胆乐胶囊等药。

此类中成药多以薄荷、柴胡、青皮、陈皮、郁金、香附、枳实、枳壳、半夏、芍药、木香、厚朴等疏理肝胆气机，使肝郁得解，疏泄正常。同时针对郁久化热的特点，配合金钱草、大黄、虎杖、龙胆、黄芩等清热解毒，使胆汁通利。

### 3. 肝胃蕴热证

【临床表现】胁肋胀痛灼热，连及胃脘，口干口苦，反酸嘈杂，面红目赤，心烦易怒，胸胁苦满，脘腹痞满，食少纳呆，喜嗳气，恶心呕吐，口臭，口疮，尿黄，大便黏滞或便秘；舌质红，舌苔薄白腻或黄腻，脉弦数或弦滑。

【辨证要点】胁肋胀痛灼热，连及胃脘，口苦反酸；舌红苔腻，脉弦。

【病机简析】肝失疏泄，阻于肝络，故见胀痛灼热，心烦易怒，胸胁苦满。或饮食偏嗜，多食油腻厚味炙煿之物，伤及脾胃，气机壅塞，升降失常，土壅木郁，肝胆疏泄失职，肝气横逆，克犯脾土，脾胃虚弱，中气不足，则脘腹痞满，神疲乏力，食欲不振。脾虚湿停，胃喜燥恶湿，久蕴化热，湿热伤及胃腑，则大便黏滞甚或便秘。舌红苔腻亦为湿热内蕴之征。

【治法】疏肝和胃泄热。

【辨证选药】可选用大柴胡颗粒、胆康片（胶囊）、和肝利胆颗粒、清热利胆颗粒、排石利胆颗粒（片）、胆石通利胶囊等。

此类中成药多以柴胡、青皮、郁金、香附、枳实、芍药、厚朴等疏理肝胆气机，配合茵陈、蒲公英、牛黄、栀子、大黄、黄芩等清泻肝胃湿热。

## 三、用药注意

临床选药必须以辨证论治的思想为指导，针对不同证型，选择与其相对证的药物，才能收到较为满意的疗效。患者如正在服用其他药品，应当告知医师或药师；饮食以清淡食物为宜，少食肥甘厚腻和煎炸食物；保持大便畅通，适量运动；保持豁达心态和情志舒畅。病情如控制良好可以内科治疗，如感染反复发作、合并较大或多发结石等情况，应与外科医师会诊，必要时行手术治疗。药品贮藏宜得当，存于阴凉干燥处，药品性状发生改变时禁止服用。药品必须妥善保管，放在儿童不能接触的地方，以防发生意外。儿童若需用药，务请咨询医师，并必须在成人的监护下使用。对于具体药品的饮食禁忌、配伍禁忌、妊娠禁忌、证候禁忌、病证禁忌、特殊体质禁忌、特殊人群禁忌等，各药品具体内容中均有详细介绍，用药前务必仔细阅读。

## 附一

## 常用治疗胆囊炎的中成药药品介绍

### （一）肝胆湿热证常用中成药品种

### 消炎利胆片（颗粒、胶囊、软胶囊）

【处方】穿心莲、溪黄草、苦木。

【功能与主治】清热，祛湿，利胆。用于肝胆湿热所致的胁痛、口苦；急性胆囊炎、胆管炎见上述证候者。

【用法与用量】

片剂：口服。规格（1）、（3）一次6片，规格（2）一次3片，一日3次。

颗粒剂：温开水送服。一次2.5g，一日3次。

胶囊：口服。一次4粒，一日3次；或遵医嘱。

软胶囊：口服。一次 4 粒，一日 3 次；或遵医嘱。

**【注意事项】**不能长期服用，过敏体质者慎用。

**【规格】**

片剂：（1）薄膜衣小片，每片重 0.26g（相当于饮片 2.6g）；（2）薄膜衣大片，每片重 0.52g（相当于饮片 5.2g）；（3）糖衣片，片芯重 0.25g（相当于饮片 2.6g）。

颗粒剂：每袋装 2.5g。

胶囊：每粒装 0.45g。

软胶囊：每粒装 0.45g。

**【贮藏】**密封，置阴凉干燥处（不超过 20℃）。

**【临床报道】**

1．刘宏斌等收集腹腔镜联合胆道镜保胆取石术患者 97 例并分为两组，58 例口服消炎利胆片（治疗组），39 例仅随访（对照组）。研究结果表明腹腔镜联合胆道镜保胆取石术后口服消炎利胆片可预防结石复发，安全有效，但长期疗效尚需进一步观察[1]。

2．陈丽丽等将 116 例胆囊炎胆石症患者随机分 A、B 两组，A 组（n=58）全部口服消炎利胆片，B 组（n=58）全部口服保胆健素片。2 组均为门诊治疗，疗程 8 周。研究结果表明消炎利胆片与保胆健素对胆囊炎胆石症的疗效相近，但使用消炎利胆片所需费用低，副作用小，值得推广[2]。

**【参考文献】**

[1] 刘宏斌，高超．双镜联合保胆取石术结合消炎利胆片治疗胆囊结石的临床研究 [J]．成都医学院学报，2012，7（1）：68-69.

[2] 陈丽丽，杜瑞明，陈少逸．消炎利胆片与保胆健素对胆囊炎胆石症的疗效比较 [J]．河北医学，2003，9（8）：711-712.

# 胆宁片

**【处方】** 大黄、虎杖、青皮、陈皮、郁金、山楂、白茅根。

**【功能与主治】** 疏肝利胆，清热通下。用于肝郁气滞、湿热未清所致的右上腹隐隐作痛，食入作胀，胃纳不香，嗳气，便秘；慢性胆囊炎见上述证候者。

**【用法与用量】** 口服。一次 5 片，一日 3 次，饭后服用。

**【禁忌】** 对本品过敏者禁用。

**【注意事项】**

1. 孕妇及过敏体质者慎用。

2. 服用本品后，如每日排便增至 3 次以上，应酌情减量。

3. 药品性状发生改变时禁止使用。

4. 请将此药品放在儿童不能接触的地方。

**【规格】** 每片重 0.36g。

**【贮藏】** 密封。

**【临床报道】**

1. 李坤等对 60 例慢性胆囊炎、胆石症患者给予胆宁片口服 1 个月，观察治疗后症状改善情况及 B 超检查情况，并进行治疗前后比较。结果胆宁片对改善腹胀、右上腹不适和疼痛、恶心、便秘症状以及在清除胆囊结石、改善胆囊肿大及胆总管扩张方面均有明显作用，表明胆宁片治疗慢性胆囊炎和胆石症疗效较好[1]。

2. 张进山等取 2009 年 12 月 ~ 2010 年 12 月在该院就诊的患有胆囊炎的确诊患者 84 例，并将其随机分为 A、B 两组，每组 42 例。A 组患者采用口服胆宁片的方法进行治疗，B 组患者采用口服舒胆片的方法进行治疗。结论：口服胆宁片治疗急慢性胆囊炎的临床疗效令人满意，具有见效快，毒副作用小，用药后不良反应和并发症出现率低的特点，值得临床推广[2]。

**【参考文献】**

[1] 李坤，邓兆斌，侯宪琴，等 . 胆宁片治疗慢性胆囊炎及胆石症的体会 [J]. 现代中西医结合杂志，2011，20（10）：1228.

[2] 张进山 . 胆宁片治疗急慢性胆囊炎 60 例临床观察 [J]. 北方药学，2011，8（3）：60.

## 金黄利胆胶囊

**【处方】** 川西獐牙菜、金钱草、大黄。

**【功能与主治】** 舒肝利胆，清热解毒。用于急、慢性胆囊炎属肝胆湿热证者。

**【用法与用量】** 口服。一次 2～3 粒，一日 3 次。

**【禁忌】** 孕妇忌服。

**【注意事项】** 无特殊。

**【规格】** 每粒装 0.3g。

**【贮藏】** 密封。

## 金胆片

**【处方】** 龙胆、金钱草、虎杖、猪胆膏。

**【功能与主治】** 利胆消炎。用于急、慢性胆囊炎，胆石症以及胆道感染。

**【用法与用量】** 口服。一次 5 片，一日 2～3 次。

**【禁忌】** 孕妇禁用，肝、肾功能不全者慎用。

【规格】片芯重 0.3g。

【贮藏】密封。

【临床报道】

1. 黄喜文等应用金胆片治疗慢性胆囊炎患者 200 例，其中治愈 92 例，显效 78 例，有效 23 例，无效 7 例。结果：该药对胆囊炎临床所表现的如胁痛、呃逆、食少纳呆、腹胀便秘、目赤、心烦易怒等属肝胆湿热、脾胃湿热者均有较好疗效[1]。

2. 王世平等将 66 例慢性胆囊炎患者随机分为 2 组，治疗组 34 例，予口服金胆片，对照组 32 例，予口服消炎利胆片，4 周为 1 个疗程，结果治疗组右上腹疼痛积分、右上腹压痛积分及总积分均明显低于对照组，差异有统计学意义（$P < 0.01$），治疗组临床总有效率明显高于对照组，差异有统计学意义（$P < 0.01$）。表明金胆片治疗慢性胆囊炎肝胆湿热证有较好疗效，适合临床推广应用[2]。

【参考文献】

[1] 黄喜文，何忠义，何旭阳，等.金胆片治疗慢性胆囊炎 200 例 [J].中国医刊，1996，31（3）：61.

[2] 王世平，张志广，尹炳坚.金胆片治疗慢性胆囊炎的临床疗效观察 [J].黑龙江医药，2003，16（2）：151-152.

## 大黄利胆胶囊

【处方】手掌参、大黄、余甘子。

【功能与主治】清热利湿，解毒退黄。用于肝胆湿热所致的胁痛，口苦，食欲不振等症；胆囊炎、脂肪肝见上述证候者。

【用法与用量】口服。一次 2 粒，一日 2～3 次。

**【禁忌】** 孕妇忌用。

**【规格】** 每粒装 0.3g。

**【贮藏】** 密封，置阴凉干燥处。

**【临床报道】** 唐素敏等将急性胆囊炎患者随机分为观察组及对照组各 48 例，对照组应用克林霉素磷酸酯注射液静滴，观察组在此基础上内服中药大黄利胆胶囊连用 14d。观察组总有效率为 91.15%，对照组为 70.0%。两组总有效率比较，$P < 0.05$。结果表明中西医结合疗法治疗急性胆囊炎疗效确切[1]。

**【参考文献】**

[1] 唐素敏，李丽华，刘作高. 大黄利胆胶囊辅助治疗急性胆囊炎 48 例疗效观察 [J]. 山东医药，2008，48（8）：11.

## 胆清胶囊

**【处方】** 虎耳草、凤尾草、大黄、牛胆汁。

**【功能与主治】** 清热利湿，舒肝利胆。用于肝胆湿热所致的脘胁疼痛，呃逆呕恶，口干口苦，大便秘结；胆囊炎、胆石症见上述证候者。

**【用法与用量】** 口服。一次 3 ~ 5 粒，一日 3 次，饭前服用。

**【禁忌】** 孕妇禁服。

**【注意事项】**

1. 忌烟、酒及辛辣食物。

2. 不宜在服药期间同时服用滋补性中药。

3. 有高血压、心脏病、糖尿病、肝病、肾病等慢性病严重者应在医师指导下服用。

4. 本品不宜长期服用，服药 3 天症状无缓解，应去医院就诊。

【规格】每粒装 0.3g。

【贮藏】密封。

【临床报道】

1．吴文尧将 55 例急、慢性胆囊炎患者随机分为观察组 30 例，对照组 25 例，分别服用胆清胶囊及消炎利胆片，并对疗效进行对照，结果观察组总有效率为 86.7%，对照组总有效率为 80.0%，两组疗效无显著差异（P＞0.5）。故可以认为胆清胶囊为治疗急、慢性胆囊炎的有效药物之一[1]。

2．陈亘立等将 156 例慢性胆囊炎、胆石症患者随机分成胆清胶囊治疗组和去氢胆酸治疗组进行观察，其中胆清胶囊治疗组 82 例，去氢胆酸治疗组 74 例。研究结果表明胆清胶囊具有较强的消炎消肿、解痉止痛、利胆排石效果[2]。

【参考文献】

[1] 吴文尧.胆清胶囊治疗急、慢性胆囊炎疗效观察 [J].中国中医急症，1997，6（4）：153-154.

[2] 陈亘立，吴培恩.胆清胶囊治疗慢性胆囊炎及胆石症 82 例疗效观察 [J].黔南民族医专学报，2000，13（1）：35.

# 青叶胆片（胶囊）

【处方】青叶胆。

【功能与主治】清肝利胆，清热利湿。用于黄疸尿赤，热淋涩痛。

【用法与用量】

片剂：口服。一次 4～5 片，一日 3 次。

胶囊：口服。一次 4～5 粒，一日 4 次。

【注意事项】青叶胆片用于解热，连续使用不得超过 3 天，症状未缓解，请咨询医师或药师。

**【规格】**

片剂：每片相当于青叶胆 1.57g。

胶囊：每粒相当于原生药 1.57g。

**【贮藏】**密封。

## 复方胆通片（胶囊）

**【处方】**胆通（羟甲香豆素）、溪黄草、茵陈、穿心莲、大黄。

**【功能与主治】**清热利胆，解痉止痛。用于急、慢性胆囊炎，胆管炎，胆囊、胆道结石合并感染，胆囊术后综合征，胆道功能性疾患等。

**【用法与用量】**

片剂：口服。一次 2 片，一日 3 次。

胶囊：口服。一次 2 粒，一日 3 次。

**【禁忌】**

1．孕妇、脾胃虚弱者忌服。

2．肝功能不全及胆道梗阻者禁用。

**【注意事项】**尚不明确。

**【规格】**

片剂：基片重 0.32g（每片含羟甲香豆素 100mg）。

胶囊：每粒装 0.42g（每粒含羟甲香豆素 100mg）。

**【贮藏】**密封。

**【临床报道】**陈珠等选择已确诊为慢性胆囊炎的患者 60 例，随机分为两组以双盲法观察，复方胆通组和胆通组各 30 例，服药观察期间，均停服一切抗生素及利胆解痉类药物，疗程为 1 ～

2 个月，结果证明治疗慢性胆囊炎，无论从总有效率或是显效率以及临床症状体征恢复方面复方胆通组均较单纯服用胆通组效果好[1]。

**【参考文献】**

[1] 陈珠，翁明翰，黄天珍 . "复方胆通" 治疗慢性胆囊炎临床药效考察报告 [J]. 中药药理与临床，1987，3（3）：42-44.

## 熊胆胶囊

**【处方】** 熊胆粉。

**【功能与主治】** 清热，平肝，明目。用于惊风抽搐，咽喉肿痛。

**【用法与用量】** 口服。一次 2 ～ 3 粒，一日 3 次；或遵医嘱。

**【禁忌】** 过敏者禁用，孕妇禁用。

**【注意事项】**

1．忌生冷、油腻、刺激性食物及鱼、虾等腥物，忌烟、酒。

2．肝肾不足引起头晕眼花、迎风流泪，脾胃虚寒所致大便稀溏者慎用。

3．药服 3 天症状未减轻者应到医院就诊。

4．过敏体质者慎用。

5．本品性状发生改变时禁止使用。

**【规格】** 每粒装 0.25g（含熊胆粉 0.05g）。

**【贮藏】** 密封，避光，置阴凉干燥处。

**【临床报道】** 吴荣举等将 265 例胆囊炎、胆结石患者随机分成黑宝熊胆胶囊治疗组和利胆排石片对照组。通过临床观察研究证实黑宝熊胆胶囊治疗胆囊炎、胆结石疗效显著，开辟了一条新的有效治疗途径，值得深入研究[1]。

**【参考文献】**

[1] 吴荣举，吴华慧，戴玉杰，等.黑宝熊胆胶囊治疗胆囊炎、胆结石的临床观察 [J].中国科技信息杂志，2004，（22）：94.

## 胆清片

**【处方】** 虎杖、竹叶柴胡、栀子、香附。

**【功能与主治】** 清化湿热，舒肝利胆。用于慢性胆囊炎肝胆湿热证。

**【用法与用量】** 口服。一次6片，一日3次，1个月为一疗程；或遵医嘱。

**【禁忌】** 孕妇忌服。

**【注意事项】** 血压偏高的妇女不宜服用。

**【规格】** 每片装 0.32g。

**【贮藏】** 密闭，防潮。

**【临床报道】** 和昀春等观察肝胆结石症手术病例 164 例，其中治疗组 84 例（用胆清片），对照组 80 例（用消炎利胆片）。在治疗组中，痊愈 61 例，显效 20 例，无效 3 例，对照组痊愈 21 例，显效 9 例，无效 50 例。治疗组总有效率为 96.6%，对照组为 40.1%，治疗组明显高于对照组（$P < 0.01$）[1]。

**【参考文献】**

[1] 和昀春，非明珠，李之文，等.胆清片治疗肝胆结石症手术病例 84 例疗效观察 [J].云南中医中药杂志，2005，26（3）：57-58.

## 利胆排石片（颗粒）

**【处方】** 金钱草、茵陈、黄芩、木香、郁金、大黄、槟榔、麸炒枳实、芒硝、姜厚朴。

**【功能与主治】**清热利湿，利胆排石。用于湿热蕴毒、腑气不通所致的胁痛、胆胀，症见胁肋胀痛、发热、尿黄、大便不通；以及胆囊炎、胆石症见上述证候者。

**【用法与用量】**

片剂：口服。排石：一次 6 ～ 10 片，一日 2 次；炎症：一次 4 ～ 6 片，一日 2 次。

颗粒剂：口服。排石：一次 2 袋，一日 2 次；炎症：一次 1 袋，一日 2 次。

**【禁忌】**孕妇禁用。

**【注意事项】**体弱、肝功能不全者慎用。

**【规格】**

片剂：每片重 0.34g。

颗粒剂：每袋装 3g。

**【贮藏】**密封。防潮。

**【临床报道】**陈建春对肝内胆管结石术后患者应用利胆排石颗粒预防结石复发，术后随访 2 年，利胆排石组结石复发率低于对照组（4.35% vs 35.00%，$P < 0.05$），提高了肝内胆管结石远期治疗效果[1]。

**【参考文献】**

[1] 陈建春. 利胆排石颗粒对肝内胆管结石术后患者远期治疗效果的影响 [J]. 中医药学刊，2006，24（8）：1581-1582.

## （二）肝胆气郁证常用中成药品种

### 胆舒片（胶囊）

**【处方】**薄荷素油。

**【功能与主治】**舒肝理气，利胆。主要用于慢性结石性胆囊炎，慢性胆囊炎及胆结石肝胆郁结，湿热胃滞证。

**【用法与用量】**

片剂：口服。一次 1 ~ 2 片，一日 3 次；或遵医嘱。

胶囊：口服。一次 1 ~ 2 粒，一日 3 次；或遵医嘱。

**【注意事项】**尚不明确。

**【规格】**

片剂：薄膜衣片，每片重 0.4g。

胶囊：每粒装 0.45g。

**【贮藏】**密封，置阴凉处。

**【临床报道】**

1. 黄晓英临床观察慢性胆囊炎 90 例，治疗组 45 例用胆舒胶囊口服，对照组 45 例用金胆片口服，疗程均为 3 个月。结果总有效率治疗组 93.33%、对照组 71.11%，两组比较有显著性差异（$P < 0.05$），表明胆舒胶囊治疗慢性胆囊炎效果明显[1]。

2. 韩捷等应用胆舒胶囊治疗慢性胆囊炎 30 例，同时设西药对照组（熊去氧胆酸片）25 例及中药对照组（消炎利胆片）20 例与之对比。结果：经统计学处理，胆舒胶囊组疗效明显优于熊去氧胆酸及消炎利胆组（$P < 0.05$）。提示：胆舒胶囊在治疗慢性胆囊炎方面具有独特疗效[2]。

**【参考文献】**

[1] 黄晓英 . 胆舒胶囊治疗慢性胆囊炎 45 例观察 [J]. 实用中医药杂志，2011，27（11）：775.

[2] 韩捷，谢进 . 胆舒胶囊治疗慢性胆囊炎 30 例 [J]. 陕西中医，2007，28（1）：25-27.

# 利胆片

**【处方】** 白芍、柴胡、大黄、大青叶、黄芩、金钱草、金银花、芒硝、木香、茵陈、知母。

**【功能与主治】** 舒肝止痛，清热利湿。用于肝胆湿热所致的胁痛，症见胁肋及胃腹部疼痛，按之痛剧，大便不通，小便短赤，身热头痛，呕吐不食；胆道疾患见上述证候者。

**【用法与用量】** 口服。一次 6 ~ 10 片，一日 3 次。

**【注意事项】** 孕妇慎服。

**【规格】** 薄膜衣片，每片重 0.23g。

**【贮藏】** 密封。

# 舒胆胶囊

**【处方】** 大黄、金钱草、枳实、柴胡、栀子、延胡索、黄芩、木香、茵陈、薄荷脑。

**【功能与主治】** 疏肝利胆止痛，清热解毒排石。用于胆囊炎、胆管炎、胆道术后感染及胆道结石。

**【用法与用量】** 口服。一次 4 粒，一日 4 次。

**【禁忌】** 孕妇忌服。

**【注意事项】** 无特殊。

**【规格】** 每粒装 0.3g。

**【贮藏】** 密封。

# 胆乐胶囊

**【处方】** 猪胆汁酸、陈皮、山楂、郁金、连钱草。

**【功能与主治】**理气止痛，利胆排石。用于肝郁气滞所致的胁痛、胆胀，症见胁肋胀痛、纳呆尿黄；慢性胆囊炎、胆石症见上述证候者。

**【用法与用量】**口服。一次4粒，一日3次。

**【注意事项】**尚不明确。

**【规格】**每粒装0.3g。

**【贮藏】**密封。

**【药理毒理】**本品经豚鼠十二指肠给药后胆汁分泌增加，胆汁流量明显增加，肝胆管压力增高，奥狄氏括约肌松弛，能明显降低胆汁中胆固醇含量，增加胆汁中胆酸和脱氧胆酸的平均含量，胆汁中卵磷脂也相应出现明显增高，说明本品具有利胆排石作用。在电生理实验中发现，本品对奥狄氏括约肌有明显的松弛作用，同时能增加胆囊的收缩，有利于胆囊内有害物质的排出，对胆道平滑肌的痉挛有解痉作用，同时能降低胆囊壁的炎性侵袭，前列腺素的合成就得以减少，从而稳定胆道疾病患者症状，说明本品有一定消炎解痉止痛的效果。张劲松等研究发现，胆乐胶囊能明显抑制蛋清致大鼠足跖肿胀和二甲苯致小鼠耳肿胀，并能明显抑制醋酸致小鼠毛细血管通透性增加和扭体数，表明胆乐胶囊具有较好的抗炎与镇痛作用[1]。

**【临床报道】**王楚选择60例慢性胆囊炎患者，随机分为两组，治疗组采用胆乐胶囊治疗，对照组采用西医抗感染治疗，比较两组临床疗效。结果：治疗组30例，治愈23例，好转5例，无效2例；对照组30例，治愈13例，好转12例，无效5例。临床疗效治疗组优于对照组，两组比较差异有统计学意义（$\chi^2$=6.9458，$P$=0.0310），表明运用胆乐胶囊治疗慢性胆囊炎收到了很好的效果[2]。

**【参考文献】**

[1] 张劲松，姚治，倪维芳．胆乐胶囊的抗炎与镇痛作用研究 [J]．中国现代应用药学，2003，20（5）：355-357．

[2] 王楚．胆乐胶囊治疗慢性胆囊炎的临床疗效分析 [J]．海峡药学，2011，23（5）：85-86．

## （三）肝胃蕴热证常用中成药品种

### 大柴胡颗粒

**【处方】** 柴胡、大黄、枳实（炒）、黄芩、半夏（姜）、芍药、大枣、生姜。

**【功能与主治】** 和解少阳，内泻热结。用于因少阳不和、肝胆湿热所致的右上腹隐痛或胀满不适、口苦、恶心呕吐、大便秘结，舌红苔黄腻、脉弦数或弦滑；胆囊炎见上述证候者。

**【用法与用量】** 开水冲服。一次 1 袋，一日 3 次。

**【注意事项】**

1．发热 > 38.5℃或血 WBC > $10 \times 10^9/L$ 者不适宜单用本品治疗。

2．本品仅适用于改善胆囊炎的临床症状，若出现腹痛加重、发热或血象升高明显等严重病情者，需在医师指导下进一步治疗。

3．正常用药后可见大便次数增多，个别患者出现腹泻，若患者不能耐受或出现腹痛加剧、恶心、呕吐等症，可予以减量或停止使用本品。

4．未见对急性坏疽性胆囊炎、急性梗阻性化脓性胆管炎、胆囊穿孔腹膜炎、萎缩性胆囊炎、胆源性胰腺炎的研究资料。

5．未见对合并有心血管、肝、肾和血液系统等严重原发性疾病者的研究资料。

6．未见对孕妇、哺乳期妇女、儿童、老年人用药以及药物相互作用的研究资料。

7．宜低脂、低蛋白饮食，忌饮酒、饱餐。

【规格】每袋装8g。

【贮藏】密封，避光，置阴凉干燥处。

【药理毒理】动物试验结果表明，本品对小鼠经热板法和醋酸致扭体引起的疼痛反应有对抗作用，对巴豆油致小鼠耳郭肿胀和棉球致大鼠肉芽肿有降低肿胀的作用。本品可以增加正常大鼠胆汁流量、增加胆管阻塞模型大鼠胆汁流量。喻斌等认为大柴胡颗粒对胆色素结石豚鼠具有一定的保护作用，该作用可能与其减少肝胆细胞损伤、调节胆汁成分、促进胆汁分泌等机制相关[1]。

【参考文献】

[1] 喻斌，阮鸣，张志芬，等．大柴胡颗粒对胆色素结石豚鼠的保护作用 [J]．中草药，2012，43（8）：1560-1564．

## 胆康片（胶囊）

【处方】茵陈、蒲公英、柴胡、郁金、牛黄、栀子、大黄、薄荷油。

【功能与主治】舒肝利胆，清热解毒，消炎止痛。用于急、慢性胆囊炎，胆道结石等胆道疾患。

【用法与用量】

片剂：口服。一次4～5片，一日3次，30日为一疗程。

胶囊：口服。一次4粒，一日3次，30日为一疗程。

【注意事项】偶见腹泻，可适当调减药量。

**【规格】**

片剂：每片重 0.47g。

胶囊：每粒装 0.38g。

**【贮藏】** 密闭，防潮。

**【临床报道】** 刘丽娟等诊治胆囊炎患者 50 例，其中急性胆囊炎 20 例、慢性胆囊炎 30 例。随机分成 2 组：治疗组 25 例，采用胆康胶囊口服；对照组 25 例，采用消炎利胆片口服。两组总有效率比较有显著统计学意义（$P < 0.05$），治疗组疗效优于对照组，表明胆康胶囊对急、慢性胆囊炎均具有较好的疗效[1]。

**【参考文献】**

[1] 刘丽娟，田雪秋.胆康胶囊治疗湿热内阻挟淤型胆囊炎 25 例疗效观察 [J].中国实用乡村医生杂志，2006，13（11）：39-40.

## 和肝利胆颗粒

**【处方】** 金钱草、茵陈、板蓝根、枳壳（炒）、柴胡（制）、黄芩、栀子、五味子。

**【功能与主治】** 清热利湿，舒肝理气。用于急性黄疸性肝炎，慢性肝炎活动期，急、慢性胆囊炎。

**【用法与用量】** 口服。一次 25g，一日 3 次。

**【注意事项】** 尚不明确。

**【规格】** 每袋装 25g。

**【贮藏】** 密封。

## 清热利胆颗粒

**【处方】** 金钱草、茵陈、黄芩、木香、郁金、大黄、芒硝（精制）、槟榔、枳实（麸炒）、厚朴（姜制）。

**【功能与主治】**清热利湿，利胆排石。用于胆道结石，胆道感染，胆囊炎。

**【用法与用量】**口服。一次 15g（1 袋），一日 3 次。

**【禁忌】**孕妇禁用。

**【注意事项】**体弱、肝功能不良者慎用。

**【规格】**每袋装 15g。

**【贮藏】**密封。

## 排石利胆颗粒（片）

**【处方】**茵陈、柴胡（醋炙）、金钱草、龙胆、赤芍、郁金、蒲黄、大黄、五灵脂、芒硝。

**【功能与主治】**舒肝理气，利胆排石。用于胆囊炎，胆石症。

**【用法与用量】**

颗粒剂：开水冲服。一次 2 袋，一日 2 次。

片剂：口服。一次 4 片，一日 2 次。

**【禁忌】**孕妇忌服。

**【规格】**

颗粒剂：每袋装 10g。

片剂：每片重 0.7g。

**【贮藏】**密闭，防潮。

## 胆石通利胶囊

**【处方】**金钱草、茵陈、郁金、陈皮、黄芩、乳香、硝石、白矾、大黄、三棱、栀子、甘草、没药。

　　**【功能与主治】**清热利胆，化瘀排石。用于肝胆湿热所致的急、慢性胆囊炎，胆结石等。

　　**【用法与用量】**口服。一次5粒，一日3次。

　　**【注意事项】**孕妇慎用。

　　**【规格】**每粒装0.4g。

　　**【贮藏】**密闭，置阴凉干燥处。

## 附二

### 治疗胆囊炎的常用中成药简表

| 适宜证型 | 药物名称 | 功能 | 主治病证 | 用法用量 | 备注 |
|---|---|---|---|---|---|
| 肝胆湿热证 | 消炎利胆片（颗粒、胶囊、软胶囊） | 清热，祛湿，利胆。 | 用于肝胆湿热所致的胁痛、口苦；急性胆囊炎、胆管炎见上述证候者。 | 片剂：口服。规格（1）、（3）一次6片，规格（2）一次3片，一日3次。颗粒剂：温开水送服。一次2.5g，一日3次。胶囊：口服。一次4粒，一日3次；或遵医嘱。软胶囊：口服。一次4粒，一日3次；或遵医嘱。 | 片剂：药典，基药，医保胶囊：基药，医保 |
| | 胆宁片 | 疏肝利胆，清热通下。 | 用于肝郁气滞、湿热未清所致的右上腹隐隐作痛，食入作胀，胃纳不香，嗳气，便秘；慢性胆囊炎见上述证候者。 | 口服。一次5片，一日3次，饭后服用。 | 药典，医保 |
| | 金黄利胆胶囊 | 舒肝利胆，清热解毒。 | 用于急、慢性胆囊炎属肝胆湿热证者。 | 口服。一次2～3粒，一日3次。 | 医保 |

| 适宜证型 | 药物名称 | 功 能 | 主治病证 | 用法用量 | 备注 |
|---|---|---|---|---|---|
| 肝胆湿热证 | 金胆片 | 利胆消炎。 | 用于急、慢性胆囊炎，胆石症以及胆道感染。 | 口服。一次5片，一日2～3次。 | 医保 |
| | 大黄利胆胶囊 | 清热利湿，解毒退黄。 | 用于肝胆湿热所致的胁痛，口苦，食欲不振等症；胆囊炎、脂肪肝见上述证候者。 | 口服。一次2粒，一日2～3次。 | 医保 |
| | 胆清胶囊 | 清热利湿，舒肝利胆。 | 用于肝胆湿热所致的脘胁疼痛，呃逆呕恶，口干口苦，大便秘结；以及胆囊炎、胆石症见上述证候者。 | 口服。一次3～5粒，一日3次，饭前服用。 | |
| | 青叶胆片（胶囊） | 清肝利胆，清热利湿。 | 用于黄疸尿赤，热淋涩痛。 | 片剂：口服。一次4～5片，一日3次。胶囊：口服。一次4～5粒，一日4次。 | 片剂：药典 |
| | 复方胆通片（胶囊） | 清热利胆，解痉止痛。 | 用于急、慢性胆囊炎，胆管炎，胆囊、胆道结石合并感染，胆囊术后综合征，胆道功能性疾患等。 | 片剂：口服。一次2片，一日3次。胶囊：口服。一次2粒，一日3次。 | 片剂：医保胶囊：医保 |
| | 熊胆胶囊 | 清热，平肝，明目。 | 用于惊风抽搐，咽喉肿痛。 | 口服。一次2～3粒，一日3次；或遵医嘱。 | 药典 |
| | 胆清片 | 清化湿热，舒肝利胆。 | 用于慢性胆囊炎肝胆湿热证。 | 口服。一次6片，一日3次，1个月为一疗程；或遵医嘱。 | |
| | 利胆排石片（颗粒） | 清热利湿，利胆排石。 | 用于湿热蕴毒、腑气不通所致的胁痛、胆胀，症见胁肋胀痛、发热、尿黄、大便不通；胆囊炎、胆石症见上述证候者。 | 片剂：口服。排石：一次6～10片，一日2次；炎症：一次4～6片，一日2次。颗粒剂：口服。排石：一次2袋，一日2次；炎症：一次1袋，一日2次。 | 片剂：药典，医保颗粒剂：药典，医保 |

| 适宜证型 | 药物名称 | 功能 | 主治病证 | 用法用量 | 备注 |
|---|---|---|---|---|---|
| 肝胆气郁证 | 胆舒片（胶囊） | 舒肝理气，利胆。 | 主要用于慢性结石性胆囊炎，慢性胆囊炎及胆结石肝胆郁结，湿热胃滞证。 | 片剂：口服。一次1～2片，一日3次；或遵医嘱。胶囊：口服。一次1～2粒，一日3次；或遵医嘱。 | 片剂：医保胶囊：医保 |
| | 利胆片 | 舒肝止痛，清热利湿。 | 用于肝胆湿热所致的胁痛，症见胁肋及胃腹部疼痛，按之痛剧，大便不通，小便短赤，身热头痛，呕吐不食；胆道疾患见上述证候者。 | 口服。一次6～10片，一日3次。 | 药典，医保 |
| | 舒胆胶囊 | 疏肝利胆止痛，清热解毒排石。 | 用于胆囊炎，胆管炎，胆道术后感染及胆道结石。 | 口服。一次4粒，一日4次。 | 医保 |
| | 胆乐胶囊 | 理气止痛，利胆排石。 | 用于肝郁气滞所致的胁痛、胆胀，症见胁肋胀痛、纳呆尿黄；慢性胆囊炎、胆石症见上述证候者。 | 口服。一次4粒，一日3次。 | 药典 |
| 肝胃蕴热证 | 大柴胡颗粒 | 和解少阳，内泻热结。 | 用于因少阳不和、肝胆湿热所致右上腹隐痛或胀满不适、口苦、恶心呕吐、大便秘结、舌红苔黄腻、脉弦数或弦滑；胆囊炎见上述证候者。 | 开水冲服。一次1袋，一日3次。 | 医保 |
| | 胆康片（胶囊） | 舒肝利胆，清热解毒，消炎止痛。 | 用于急、慢性胆囊炎，胆道结石等胆道疾患。 | 片剂：口服。一次4～5片，一日3次，30日为一疗程。胶囊：口服。一次4粒，一日3次，30日为一疗程。 | 医保 |

续表

| 适宜证型 | 药物名称 | 功 能 | 主治病证 | 用法用量 | 备注 |
|---|---|---|---|---|---|
| 肝胃蕴热证 | 和肝利胆颗粒 | 清热利湿，舒肝理气。 | 用于急性黄疸性肝炎、慢性肝炎活动期，急、慢性胆囊炎。 | 口服。一次25g，一日3次。 | |
| | 清热利胆颗粒 | 清热利湿，利胆排石。 | 用于胆道结石，胆道感染，胆囊炎。 | 口服。一次15g（1袋），一日3次。 | |
| | 排石利胆颗粒（片） | 舒肝理气，利胆排石。 | 用于胆囊炎，胆石症。 | 颗粒剂：开水冲服。一次2袋，一日2次。片剂：口服。一次4片，一日2次。 | |
| | 胆石通利胶囊 | 清热利胆，化瘀排石。 | 用于肝胆湿热所致的急、慢性胆囊炎，胆结石等。 | 口服。一次5粒，一日3次。 | |

胆结石

　　胆结石又称"胆石症"，是胆囊结石、胆总管结石、肝内胆管结石的统称。本病的成因较多，一般认为与胆汁淤积、胆道感染、胆固醇代谢失调及饮食等因素有密切的关系。胆结石是一种常见病。随年龄增长，发病率也逐渐升高，女性明显多于男性。

　　胆结石的成因非常复杂，具体形成原因至今尚未完全清楚，有些是不可更改的因素，如年龄、性别、种族、基因和家族史。胆囊结石发病在种族之间的差异明显，提示遗传因素是胆石症的发病机制之一。有些是后天因素，部分可以逆转，如妊娠、肥胖、饮食因素、药物因素、代谢综合征、特殊疾病等。按照结石的化学成分可以把胆囊结石分为胆固醇结石、胆色素结石和混合结石三类。大多数胆囊结石患者都是以胆固醇结石为主的混合型结石。

　　胆囊结石在早期通常没有明显症状，大多数是在常规体检中发现。有时可以伴有轻微不适被误认为是胃病而没有及时就诊。部分单发或多发的胆囊结石，在胆囊内自由存在，不易发生嵌顿，很少产生症状，被称为无症状胆囊结石。胆囊内的小结石可嵌顿于胆囊颈部，引起临床症状，尤其在进食油腻食品后胆囊收缩，或睡眠时由于体位改变，可以使症状加剧。当胆石嵌于胆囊颈部时，造成急性梗阻，导致胆囊内压力增高，胆汁不能通过胆囊颈和胆囊管排出，从而引起临床症状，通常表现为胆绞痛：呈持续性右上腹痛，阵发性加剧，可以向右肩背放射，往往会伴有恶心、呕吐。部分患者临床症状可以自行缓解。如果胆囊结石嵌顿持续不缓解，胆囊会继续增大，甚至会合并感染，从而发展为急性胆囊炎，如果治疗不及时，少部分患者可以进展为急性化脓性胆囊炎，严重时可以发生胆囊穿孔，临床后果严重。影像学检查是当前赖以确诊胆囊结石的主要手段，首选超声检查，必要时需要进一步的检查手段，如 CT 检查。无症状性胆囊结石，可以随诊和观察，但对于充满型胆囊结石、瓷性胆囊、合并糖尿病、胆囊结石大于 2.5cm、萎缩胆囊、有胆道疾病家族史、合并胆囊息肉等情况时需要门诊就诊；对于有症状的胆囊结石患者，建议门诊治疗，必要时需要外科手术治疗。

本病在中医学多见于"胁痛"、"腹痛"、"胃脘痛"等范畴。现代中医学多认为，因嗜食肥甘及湿热邪虫毒等蕴聚于胆，胆汁淤积，与邪毒凝结而成砂石。

## 一、中医病因病机分析及常见证型

中医学认为胆结石是由于情志失调、饮食不节、中焦湿热、瘀血或虫积等导致肝胆气滞、湿热熏蒸、血行瘀阻，影响肝胆疏泄和胆腑的通降功能，从而使胆汁排泄不畅，胆汁郁结，肝郁生火，湿热熏蒸，胆道不通，胆汁外溢，发为本病。本病的病机主要与湿热阻滞肝胆有关。

## 二、辨证选择中成药

病情的发生基本上都是肝郁气滞、肝胆湿热、胆道湿热、胆道阻塞等造成排泄不畅。临床上对于胆结石的分类有三种形式：气滞证、湿热证、瘀阻证。

### 1. 气滞证

【临床表现】右上腹短暂的或轻度的隐钝痛，或胁脘胀痛，反复发作，口苦咽干，嗳气，腹胀，恶心呕吐，食欲不振，或食后胃脘胁肋部不适，纳少无黄疸，无明显寒热。或有轻度巩膜发黄，上腹部轻度或明显压痛，小便清利或黄，大便如常；舌苔薄白或微黄，舌质红，脉弦或弦紧或弦滑。

【辨证要点】右胁肋或胃脘胀痛为主，与情绪变化有关。

【病机简析】肝气郁结，情志抑郁，或久怒伤肝，肝失调达，肝胆气机郁滞，疏泄不利，横逆犯胃，运化失司，气阻络痹而致。

【治法】疏肝理气。

【辨证选药】可选用排石利胆颗粒（片）、胆乐胶囊、胆宁片、胆舒胶囊（片）、胆康片（胶囊）、舒胆胶囊等。

此类中成药常用柴胡、郁金、香附、木香、槟榔、五灵脂、青皮、陈皮、枳实、厚朴等疏肝理气，同时配合海藻、昆布、槟榔、鸡内金等散结排石，茵陈、金钱草、赤芍、大黄等清利湿热，使肝气条达，胆汁疏泄正常，从而达到祛除结石、消炎利胆的作用。

### 2. 湿热证

【临床表现】起病急剧，右上腹剧痛，硬满拒按，或胁脘剧痛，辗转不安，寒热往来，甚或高热，恶心呕吐，不思饮食，口渴喜饮，目黄身黄，小便黄浊或短少，大便秘结或便溏，或便色灰白；舌质红，苔黄腻或白厚腻，脉滑数或弦数或洪数。

【辨证要点】脘胁剧痛拒按，身目黄，小便或黄染；舌红苔黄腻，脉弦滑数。

【病机简析】肝胆湿热，外邪内侵，或饮食不调，脾胃湿热，以致湿热之邪蕴结于中焦，熏蒸肝胆，使肝胆失于疏泄条达引起胆汁凝滞而成结石。

【治法】清热利湿，通里攻下，佐以疏肝理气。

【辨证选药】可选用清热利胆颗粒、胆石通利胶囊、利胆排石片（颗粒）、复方胆通片（胶囊）、利胆石颗粒、金胆片、金钱胆通口服液、熊胆胶囊等。

此类中成药多含茵陈、大黄、龙胆草、车前子、黄芩、黄连、黄柏、栀子、泽泻、木通等大剂量清热化湿、解毒泻下之品，重在清利肝胆湿热，荡涤胃肠积热，同时配以海藻、昆布、槟榔、鸡内金等散结排石，柴胡、芍药、枳实、枳壳、木香、郁金、槟榔等疏理肝胆气机，使湿热得清，肝胆疏利。

### 3. 瘀阻证

**【临床表现】**右胁疼痛，以刺痛或绞痛为主，右上腹常持续性绞痛或闷痛，阵发性加剧，拒按，夜间痛甚，胁下或有包块，口苦咽干，不同程度巩膜、皮肤黄染；舌紫黯或有瘀斑，脉沉涩。

**【辨证要点】**右胁刺痛或绞痛，口苦咽干；舌质紫黯有瘀点。

**【病机简析】**结石在体内时间过久，肝气阻滞，气滞血瘀，瘀血停滞，积于脉络，导致胆道严重阻塞。

**【治法】**活血化瘀，行气通络，佐以疏肝利胆。

**【辨证选药】**可选用胆利舒胶囊等。

此类中成药多用三棱、益母草、莪术、赤芍、桃仁、牛膝、乳香、没药、延胡索等活血化瘀，消散久郁之瘀血，配以海藻、昆布、槟榔、鸡内金等散结排石，佐以柴胡、木香、青皮、茵陈、金钱草等疏肝理气、清热利湿，共同促进胆汁通利和结石排出。

## 三、用药注意

临床选药必须以辨证论治的思想为指导，针对不同证型，选择与其相对证的药物，才能收到较为满意的疗效。中药治疗胆石症，须根据中医学理论以及患者的具体情况，正确地辨证和处方。针对结石体积较大者，不应拘泥于保守治疗，对反复发作、症状较重者，可考虑外科手术治疗。对感染严重者，可配合西医抗生素的抗感染治疗，防止出现感染中毒、休克、胆囊破裂穿孔等严重并发症。患者如正在服用其他药品，应当告知医师或药师。饮食宜清淡，忌肥甘、油腻食物。药品贮藏宜得当，存于阴凉干燥处，药品性状发生改变时禁止服用。药品必须妥善保管，放在儿童不能接触的地方，以防发生意外。儿童若需用药，务请咨询医师，并必须在成人的监护下使用。关于具体药品的饮食禁忌、配伍禁忌、妊娠禁忌、证候禁忌、病证禁忌、特殊体质禁忌、特殊人群禁忌等，各药品内容中均有详细介绍，用药前务必仔细阅读。

## 附一

## 常用治疗胆结石的中成药药品介绍

### （一）气滞证常用中成药品种

## 排石利胆颗粒（片）

【处方】茵陈、柴胡（醋炙）、金钱草、龙胆、赤芍、郁金、蒲黄、大黄、五灵脂、芒硝。

【功能与主治】舒肝理气，利胆排石。用于胆囊炎，胆石症。

【用法与用量】

颗粒剂：开水冲服。一次2袋，一日2次。

片剂：口服。一次4片，一日2次。

【禁忌】孕妇忌服。

【规格】

颗粒剂：每袋装10g。

片剂：每粒装 0.7g。

【贮藏】密闭，防潮。

## 胆乐胶囊

【处方】猪胆汁酸、陈皮、山楂、郁金、连钱草。

【功能与主治】理气止痛，利胆排石。用于肝郁气滞所致的胁痛、胆胀，症见胁肋胀痛、纳呆、尿黄；慢性胆囊炎、胆石症见上述证候者。

【用法与用量】口服。一次 4 粒，一日 3 次。

【注意事项】尚不明确。

【规格】每粒装 0.3g。

【贮藏】密封。

【药理毒理】本品经豚鼠十二指肠给药后胆汁分泌增加，胆汁流量明显增加，肝胆管压力增高，奥狄氏括约肌松弛，能明显降低胆汁中胆固醇含量，增加胆汁中胆酸和脱氧胆酸的平均含量，胆汁中卵磷脂也相应出现明显增高，说明本品具有利胆排石作用。在电生理实验中发现，本品对奥狄氏括约肌有明显的松弛作用，同时能增加胆囊的收缩，有利于胆囊内有害物质的排出，对胆道平滑肌的痉挛有解痉作用，同时能降低胆囊壁的炎性侵袭，前列腺素的合成就得以减少，从而能稳定胆道疾病患者症状，说明本品具有一定消炎解痉止痛的效果。张劲松等也认为本品具有较好的抗炎与镇痛作用[1]。

【临床报道】

1．包海标等应用胆乐胶囊治疗气滞型慢性胆囊炎胆石症 85 例，结果 85 例中治愈 24 例，显效 39 例，有效 21 例，无效 1

例，有效率98.82%。本组资料显示，胆乐胶囊对临床右胁腹痛、胃脘痞胀、腹部压痛、口苦、食欲减退、嗳气、恶心的缓解有明显疗效，并有一定的排石作用[2]。

2. 宋辉等用胆乐胶囊治疗胆囊炎、胆石症75例，研究结果表明胆乐胶囊对胆囊炎、胆石症有显著疗效，消炎、溶石作用较为显著，并能利胆、止痛[3]。

3. 刘印钦等用胆乐胶囊治疗胆石症90例，治疗组与对照组各45例，治疗组用胆乐胶囊口服，对照组用熊去氧胆酸（UDCA）口服。两组总有效率比较差异有统计学意义（$P < 0.05$），显示胆乐胶囊治疗胆石症有较好疗效[4]。

**【参考文献】**

[1] 张劲松，姚治，倪维芳. 胆乐胶囊的抗炎与镇痛作用研究 [J]. 中国现代应用药学，2003，20（5）：355-357.

[2] 包海标，范一宏，吕宾，等. 胆乐胶囊治疗气滞型慢性胆囊炎胆石症85例 [J]. 浙江中西医结合杂志，2005，15（11）：687-688.

[3] 宋辉，金崇高. 胆乐胶囊临床疗效分析 [J]. 中国药业，1997，（10）：32.

[4] 刘印钦，黄逸玲. 胆乐胶囊治疗胆石症45例观察 [J]. 实用中医药杂志，2008，24（6）：387.

## 胆宁片

**【处方】** 大黄、虎杖、青皮、陈皮、郁金、山楂、白茅根。

**【功能与主治】** 疏肝利胆，清热通下。用于肝郁气滞、湿热未清所致的右上腹隐隐作痛、食入作胀、胃纳不香、嗳气、便秘；慢性胆囊炎见上述证候者。

**【用法与用量】**口服。一次 5 片，一日 3 次，饭后服用。

**【禁忌】**对本品过敏者禁用。

**【注意事项】**

1．孕妇及过敏体质者慎用。

2．服用本品后，如每日排便增至 3 次以上，应酌情减量。

3．药品性状发生改变时禁止使用。

4．请将此药品放在儿童不能接触的地方。

**【规格】**每片重 0.36g。

**【贮藏】**密封。

**【临床报道】**

1．朱培庭等对 60 例诊断为慢性胆囊炎、胆石症患者给予胆宁片口服 1 个月，观察治疗后症状改善情况及 B 超检查情况，并进行治疗前后比较。结果胆宁片对于改善腹胀、右上腹不适和疼痛、恶心、便秘症状以及在清除胆囊结石、改善胆囊肿大及胆总管扩张方面均有明显作用，表明胆宁片治疗慢性胆囊炎和胆石症疗效较好[1]。

2．朱培庭等临床收治静止型胆囊泥沙样结石患者 68 例，应用胆宁片治疗。结果 68 例患者均无需住院手术治疗，泥沙样结石排净，表明胆宁片治疗静止型胆囊泥沙样结石效果好[2]。

3．赵滨等采用回顾性分析方法分析应用胆宁片结合胆管镜治疗 236 例胆管切开取石术后残石患者的临床资料。结果：236 例均痊愈出院，结石取净率达 100%，随访 3 个月～4 年，均无结石复发，表明胆宁片结合胆管镜治疗术后残石具有取净率高、复发率低等优点[3]。

4．李坤等应用胆宁片治疗单纯肝内胆管结石患者 126 例，结果 126 例均无需住院治疗，口服胆宁片 3 ～ 6 个月，结石均排出胆道，表明胆宁片治疗单纯肝内胆管结石效果好[4]。

**【参考文献】**

[1] 朱培庭，徐长生，张静喆，等.中药胆宁片抑制胆色素类结石的研究 [J].上海中医药杂志，1990，（6）：1-7.

[2] 朱培庭，张静哲，王以实，等.胆宁片、胆通、熊去氧胆酸治疗慢性胆道感染、胆石症的临床疗效对照研究 [J].中国中西医结合外科杂志，1995，1（4）：205-209.

[3] 赵滨，杨培民，项建斌，等.胆宁片对胆汁 33.5kDa 泡蛋白含量和结构的影响 [J].中国临床医学，2011，18（1）：74-75.

[4] 李坤，邓兆斌，侯宪琴，等.胆宁片治疗慢性胆囊炎及胆石症的体会 [J].现代中西医结合杂志，2011，20（10）：1228.

## 胆舒胶囊（片）

**【处方】**薄荷素油。

**【功能与主治】**舒肝理气，利胆。主要用于慢性结石性胆囊炎，慢性胆囊炎及胆结石肝胆郁结，湿热胃滞证。

**【用法与用量】**

胶囊：口服。一次 1 ～ 2 粒，一日 3 次；或遵医嘱。

片剂：口服。一次 1 ～ 2 片，一日 3 次；或遵医嘱。

**【注意事项】**尚不明确。

**【规格】**

胶囊：每粒装 0.45g。

片剂：薄膜衣片，每片重 0.4g。

**【贮藏】**密封，置阴凉处。

**【临床报道】**

1．楚人俊等采用胆舒治疗胆道感染胆石症 193 例的结果表明，胆舒的临床疗效与实验结果一致，进一步肯定了该药具有利胆、消炎、镇痛和一定的溶石作用，对结石性胆囊炎尤佳（93.18％），其镇痛作用不仅疗效高而且生效快[1]。

2．柯常旺将慢性结石性胆囊炎 118 例患者随机分成治疗组和对照组各 59 例。治疗组口服胆舒胶囊，对照组口服消炎利胆片，疗程均为 3 个月。结果表明胆舒胶囊是目前治疗慢性结石性胆囊炎的理想药物，疗效肯定，不良反应较小[2]。

**【参考文献】**

[1] 楚人俊，张家碧，蒋明德，等．胆舒治疗胆道感染胆石症的临床及药理研究（193 例报告）[J]．临床肝胆病杂志，1991，7（4）：207-208.

[2] 柯常旺．胆舒胶囊治疗慢性结石性胆囊炎疗效评价 [J]．浙江中医药大学学报，2012，36（7）：790-791.

## 胆康片（胶囊）

**【处方】** 茵陈、蒲公英、柴胡、郁金、牛黄、栀子、大黄、薄荷油。

**【功能与主治】** 舒肝利胆，清热解毒，消炎止痛。用于急、慢性胆囊炎，胆道结石等胆道疾患。

**【用法与用量】**

片剂：口服。一次 4～5 片，一日 3 次，30 日为一疗程。

胶囊：口服。一次 4 粒，一日 3 次，30 日为一疗程。

**【注意事项】** 偶见腹泻，可适当调减药量。

**【规格】**

片剂：每片重 0.47g。

胶囊：每粒装 0.38g。

**【贮藏】** 密闭，防潮。

**【临床报道】** 刘丽娟等采用胆康胶囊治疗胆囊炎患者 50 例，其中急性胆囊炎 20 例、慢性胆囊炎 30 例。治疗组 25 例，治愈 10 例，显效 8 例，有效 5 例，无效 2 例，总有效率 92%；对照组 25 例，治愈 8 例，显效 7 例，有效 5 例，无效 5 例，总有效率 80%，两组比较有显著统计学差异（$P < 0.05$），治疗组疗效优于对照组[1]。

**【参考文献】**

[1] 刘丽娟，田雪秋 . 胆康胶囊治疗湿热内阻挟淤型胆囊炎 25 例疗效观察 [J]. 中国实用乡村医生杂志，2006，13（11）：39-40.

## 舒胆胶囊

**【处方】** 大黄、金钱草、枳实、柴胡、栀子、延胡索、黄芩、木香、茵陈、薄荷脑。

**【功能与主治】** 疏肝利胆止痛，清热解毒排石。用于胆囊炎、胆管炎、胆道术后感染及胆道结石。

**【用法与用量】** 口服。一次 4 粒，一日 4 次。

**【禁忌】** 孕妇忌服。

**【注意事项】** 无特殊。

**【规格】** 每粒装 0.3g。

**【贮藏】** 密封。

## （二）湿热证常用中成药品种

### 清热利胆颗粒

**【处方】**金钱草、茵陈、黄芩、木香、郁金、大黄、芒硝（精制）、槟榔、枳实（麸炒）、厚朴（姜制）。

**【功能与主治】**清热利湿，利胆排石。用于胆道结石，胆道感染，胆囊炎。

**【用法与用量】**口服。一次15g（1袋），一日3次。

**【禁忌】**孕妇禁用。

**【注意事项】**体弱、肝功能不全者慎用。

**【规格】**每袋装15g。

**【贮藏】**密封。

### 胆石通利胶囊

**【处方】**金钱草、茵陈、郁金、陈皮、黄芩、乳香、硝石、白矾、大黄、三棱、栀子、甘草、没药。

**【功能与主治】**清热利胆，化瘀排石。用于肝胆湿热所致的急、慢性胆囊炎，胆结石等。

**【用法与用量】**口服。一次5粒，一日3次。

**【注意事项】**孕妇慎用。

**【规格】**每粒装0.4g。

**【贮藏】**密封。

### 利胆排石片（颗粒）

**【处方】**金钱草、茵陈、黄芩、木香、郁金、大黄、槟榔、麸炒枳实、芒硝、姜厚朴。

**【功能与主治】** 清热利湿，利胆排石。用于湿热蕴毒、腑气不通所致的胁痛、胆胀，症见胁肋胀痛、发热、尿黄、大便不通；胆囊炎、胆石症见上述证候者。

**【用法与用量】**

片剂：口服。排石：一次 6 ~ 10 片，一日 2 次；炎症：一次 4 ~ 6 片，一日 2 次。

颗粒剂：口服。排石：一次 2 袋，一日 2 次；炎症：一次 1 袋，一日 2 次。

**【禁忌】** 孕妇禁用。

**【注意事项】** 体弱、肝功能不全者慎用。

**【规格】**

片剂：每片重 0.34g。

颗粒剂：每袋装 3g。

**【贮藏】** 密封，防潮。

**【药理毒理】** 本方为治肝胆湿热所致右胁痛、口苦、厌油腻食物、腹胀等症的有效中成药。方中金钱草利尿通淋，除湿退黄为君药；茵陈、黄芩清热燥湿、利湿退黄，大黄、芒硝泻下通便，共为臣药；郁金、木香、枳实、厚朴舒肝利胆、行气止痛，槟榔行气利水同为佐使。陈建青认为全方合用，具有清热利湿，利胆排石，行气止痛的功能[1]。

**【临床报道】**

1. 陈建青应用利胆排石颗粒治疗肝内胆管结石术后患者，随访 2 年，利胆排石组结石复发率低于对照组（4.35% vs 35.00%，$P < 0.05$），提高了肝内胆管结石远期治疗效果[1]。

2．张福忠等对 18 例胆道结石术后的患者给予利胆排石颗粒治疗，观察到该药能够促进胆汁分泌和肝功能早日恢复[2]。

**【参考文献】**

[1] 陈建青．利胆排石颗粒对肝内胆管结石术后患者远期治疗效果的影响 [J]．中医药学刊，2006，24（8）：1581-1582．

[2] 张福忠，于庆生，易维真．利胆排石颗粒的利胆保肝作用 [J]．中国中西医结合外科杂志，1996，（2）：124-125．

## 复方胆通片（胶囊）

**【处方】** 胆通（羟甲香豆素）、溪黄草、茵陈、穿心莲、大黄。

**【功能与主治】** 清热利胆，解痉止痛。用于急、慢性胆囊炎，胆管炎，胆囊、胆道结石合并感染，胆囊术后综合征，胆道功能性疾患等。

**【用法与用量】**

片剂：口服。一次 2 片，一日 3 次。

胶囊：口服。一次 2 粒，一日 3 次。

**【禁忌】**

1．孕妇、脾胃虚弱者忌服。

2．肝功能不全及胆道梗阻者不宜使用。

**【注意事项】** 尚不明确。

**【规格】**

片剂：基片重 0.3g（每片含羟甲香豆素 100mg）。

胶囊：每粒装 0.4g（每粒含羟甲香豆素 100mg）。

**【贮藏】** 密封。

## 利胆石颗粒

【处方】茵陈、枳壳、麦芽、法半夏、山楂、川楝子、稻芽、香附、莱菔子、青皮、紫苏梗、陈皮、神曲、郁金、皂荚。

【功能与主治】疏肝利胆，和胃健脾。用于胆囊结石，胆道感染，胆道术后综合征。

【用法与用量】口服。一次 1 袋，一日 2 次，午、晚饭后开水冲服。

【注意事项】尚不明确。

【规格】每袋装 25g。

【贮藏】密封。

## 金胆片

【处方】龙胆草、金钱草、虎杖、猪胆膏。

【功能与主治】清热利湿，消炎利胆。主治湿热蕴结中焦，气机阻滞的胆囊炎、胆石症等。主要治疗急慢性胆囊炎、胆石症、胆道感染、手术后胆道症状复发等。

【用法与用量】口服。一次 5 片，一日 2～3 次。

【禁忌】对本品过敏者禁用。

【注意事项】

1．孕妇及过敏体质者慎用。

2．药品性状发生改变时禁止使用。

3．儿童应遵医嘱，且必须在成人监护下使用。

【规格】薄膜衣片，每片重 0.32g。

【贮藏】密封。

**【药理毒理】** 药理研究证实，本品有抗菌消炎，解痉止痛，利胆通便等作用。陈月芳等使用本品 0.5、1、2g/kg 灌胃给药能减轻二甲苯所致小鼠耳肿胀和甲醛致大鼠足肿胀度[1]。龙胆草、金钱草具有抗菌消炎，清热等作用。金钱草能促进胆道括约肌松弛，增加胆汁分泌，提高胆汁浓度，有利胆作用。虎杖能抑制肠道逆行性细菌感染，猪胆膏可促使胆汁成溶液状态，以纠正胆汁病理变化。

**【临床报道】** 黄喜文等选择 165 例胆囊结石患者，将其随机分为 2 组，金胆片治疗组 80 例，熊去氧胆酸组 85 例，2 组均加用心痛定、3% 硫酸镁溶液口服，2 组总疗程为 3 个月。结果提示金胆片在胆囊结石治疗中起着重要作用，有显著的促进胆汁分泌、排泄作用，从而促进胆结石排出[2]。

**【参考文献】**

[1] 陈月芳，李永金.金胆片的抗炎作用实验研究 [J].江苏大学学报（医学版），2003，13（1）：24-25.

[2] 黄喜文，何忠义，何旭阳，等.金胆片治疗慢性胆囊炎 200 例 [J].中国医刊，1996，31（3）：61.

## 金钱胆通口服液

**【处方】** 连钱草、金钱草、茵陈、虎杖、柴胡等。

**【功能与主治】** 清利湿热，疏通肝胆，止痛排石。用于胆石症湿热郁结于少阳胆腑之胁痛。痛在右胁，固定不移，或继发绞痛，上引肩背，便秘，尿黄，甚至身目俱黄，发热；舌质暗红，苔厚腻或黄腻，脉弦滑或紧。

**【用法与用量】** 口服。一日 4 次，第一次 2 支，后三次各服 1

支。3周为一疗程。

**【注意事项】**孕妇忌服。

**【规格】**每支装11.8g。

**【贮藏】**密闭，置阴凉处。

**【临床报道】**

1．张亚声等采用随机双盲法将150例胆石症患者分为金钱胆通口服液治疗组（98例）与金胆片对照组（52例）进行观察。两组比较差异均有极显著性意义（$P < 0.01$）。表明金钱胆通口服液具有清热利湿、疏通肝胆、止痛排石之功效，适用于湿热引起的胆石症患者，其疗效优于金胆片[1]。

2．张文俊等采用多中心、随机对照试验，将182例胆囊炎及胆石症患者分为金钱胆通口服液治疗组122例和消炎利胆片对照组60例。金钱胆通口服液能明显改善胆囊炎、胆石症症状，并有一定的排石功效[2]。

**【参考文献】**

[1] 张亚声，金毓莉，池黠，等．金钱胆通口服液和金胆片治疗胆石症疗效对照研究[J].中国中西医结合消化杂志，2003，11（3）：160-162.

[2] 张文俊，李兆申，谢渭芬，等．金钱胆通口服液治疗胆石症疗效研究[J].临床肝胆病杂志，2003，19（4）：229-231.

## 熊胆胶囊

**【处方】**熊胆粉。

**【功能与主治】**清热，平肝，明目。用于惊风抽搐，咽喉肿痛。

**【用法与用量】**口服。一次2～3粒，一日3次；或遵医嘱。

**【禁忌】**过敏者禁用，孕妇禁用。

**【注意事项】**

1．忌生冷、油腻、刺激性食物及鱼、虾等腥物，忌烟、酒。

2．肝肾不足引起头晕眼花、迎风流泪，脾胃虚寒、大便稀溏者慎用。

3．药服3天症状未减轻者应到医院就诊。

4．过敏体质者慎用。

5．本品性状发生改变时禁止服用。

**【规格】**每粒装 0.25g（含熊胆粉 0.05g）。

**【贮藏】**密封，避光，置阴凉干燥处。

**【临床报道】**吴荣举等将 265 例胆囊炎、胆结石患者随机分成黑宝熊胆胶囊治疗组和利胆排石片对照组。通过临床观察研究证实黑宝熊胆胶囊治疗胆囊炎、胆结石疗效显著，开辟了一条新的有效治疗途径，值得深入研究[1]。

**【参考文献】**

[1] 吴荣举，吴华慧，戴玉杰，等．黑宝熊胆胶囊治疗胆囊炎、胆结石的临床观察 [J].中国科技信息杂志，2004，（22）：94.

## （三）瘀阻证常用中成药品种

### 胆利舒胶囊

**【处方】**柴胡、白芍、赤芍、郁金、川楝子、金钱草、延胡索、牡丹皮、枳实、甘草。

**【功能与主治】**舒肝利胆，调畅气血，缓急止痛。用于气滞血瘀、湿热内蕴性胆囊炎所引起的胁痛、食欲不振、胃部灼热、嗳气恶心、腹胀不适，脘腹痞满等症状的改善。

**【用法与用量】**空腹温开水送服。一次 4 ~ 6 粒，一日 3 次。

**【禁忌】**孕妇以及非气滞血瘀和非湿热内蕴引起的胁痛患者禁用。

**【注意事项】**

1．服药期间禁生冷、油腻食品。

2．不宜与丁香及其制剂同用。

3．服药期间忌情绪激动及生闷气。

4．药品性状发生改变时禁止服用。

**【规格】**每粒装 0.35g。

**【贮藏】**密封，防潮。

# 附二

## 治疗胆结石的常用中成药简表

| 适宜证型 | 药物名称 | 功　能 | 主治病证 | 用法用量 | 备注 |
|---|---|---|---|---|---|
| 气滞证 | 排石利胆颗粒（片） | 舒肝理气，利胆排石。 | 用于胆囊炎，胆石症。 | 颗粒剂：开水冲服。一次2袋，一日2次。片剂：口服。一次4片，一日2次 | |
| | 胆乐胶囊 | 理气止痛，利胆排石。 | 用于肝郁气滞所致的胁痛、胆胀，症见胁肋胀痛、纳呆、尿黄；慢性胆囊炎、胆石症见上述证候者。 | 口服。一次4粒，一日3次。 | 药典 |
| | 胆宁片 | 疏肝利胆，清热通下。 | 用于肝郁气滞、湿热未清所致的右上腹隐隐作痛、食入作胀、胃纳不香、嗳气、便秘；慢性胆囊炎见上述证候者。 | 口服。一次5片，一日3次，饭后服用。 | 药典，医保 |

| 适宜证型 | 药物名称 | 功能 | 主治病证 | 用法用量 | 备注 |
|---|---|---|---|---|---|
| 气滞证 | 胆舒胶囊（片） | 舒肝理气，利胆。 | 主要用于慢性结石性胆囊炎，慢性胆囊炎及胆结石肝胆郁结，湿热胃滞证。 | 胶囊：口服。一次1~2粒，一日3次；或遵医嘱。片剂：口服。一次1~2片，一日3次；或遵医嘱。 | 片剂：医保胶囊：医保 |
| | 胆康片（胶囊） | 舒肝利胆，清热解毒，消炎止痛。 | 用于急、慢性胆囊炎，胆道结石等胆道疾患。 | 片剂：口服。一次4~5片，一日3次，30日为一疗程。胶囊：口服。一次4粒，一日3次，30日为一疗程。 | 医保 |
| | 舒胆胶囊 | 疏肝利胆止痛，清热解毒排石。 | 用于胆囊炎、胆管炎、胆道术后感染及胆道结石。 | 口服。一次4粒，一日4次。 | 医保 |
| 湿热证 | 清热利胆颗粒 | 清热利湿，利胆排石。 | 用于胆道结石，胆道感染，胆囊炎。 | 口服。一次15g（1袋），一日3次。 | |
| | 胆石通利胶囊 | 清热利胆，化瘀排石。 | 用于肝胆湿热所致的急、慢性胆囊炎，胆结石等。 | 口服。一次5粒，一日3次。 | |
| | 利胆排石片（颗粒） | 清热利湿，利胆排石。 | 用于湿热蕴毒、腑气不通所致的胁痛、胆胀，症见胁肋胀痛、发热、尿黄、大便不通；胆囊炎、胆石症见上述证候者。 | 片剂：口服。排石：一次6~10片，一日2次；炎症：一次4~6片，一日2次。颗粒剂：口服。排石：一次2袋，一日2次；炎症：一次1袋，一日2次。 | 片剂：药典，医保颗粒剂：药典，医保 |

| 适宜证型 | 药物名称 | 功 能 | 主治病证 | 用法用量 | 备注 |
|---|---|---|---|---|---|
| 湿热证 | 复方胆通片（胶囊） | 清热利胆，解痉止痛。 | 用于急、慢性胆囊炎，胆管炎，胆囊、胆道结石合并感染，胆囊术后综合征，胆道功能性疾患等。 | 片剂：口服。一次2片，一日3次。胶囊：口服。一次2粒，一日3次。 | 医保 |
| | 利胆石颗粒 | 疏肝利胆，和胃健脾。 | 用于胆囊结石，胆道感染，胆道术后综合征。 | 口服。一次1粒，一日2次，午、晚饭后开水冲服。 | |
| | 金胆片 | 清热利湿，消炎利胆。 | 主治湿热蕴结中焦，气机阻滞的胆囊炎、胆石症等。主要治疗急慢性胆囊炎、胆石症、胆道感染、手术后胆道症状复发等。 | 口服。一次5片，一日2～3次。 | 医保 |
| | 金钱胆通口服液 | 清利湿热，疏通肝胆，止痛排石。 | 用于胆石症湿热郁结于少阳胆腑之胁痛。痛在右胁，固定不移，或继发绞痛，上引肩背，便秘，尿黄，身目俱黄，发热；舌质暗红，苔厚腻或黄腻，脉弦滑或紧。 | 口服。一日4次，第一次2支，后三次各服1支。3周为一疗程。 | |
| | 熊胆胶囊 | 清热，平肝，明目。 | 用于惊风抽搐，咽喉肿痛。 | 口服。一次2～3粒，一日3次；或遵医嘱。 | 药典 |
| 瘀阻证 | 胆利舒胶囊 | 舒肝利胆，调畅气血，缓急止痛。 | 用于气滞血瘀、湿热内蕴性胆囊炎所引起的胁痛、食欲不振、胃部灼热、嗳气恶心、腹胀不适，脘腹痞满等症状的改善。 | 空腹温开水送服。一次4～6粒，一日3次。 | |

**图书在版编目（CIP）数据**

常见病中成药临床合理使用丛书. 肝胆科分册 / 张伯礼，高学敏主编；杨华升分册主编. —北京：华夏出版社，2015.10

ISBN 978-7-5080-8344-5

Ⅰ.①常… Ⅱ.①张… ②高… ③杨… Ⅲ.①肝疾病－常见病－中成药－用药法②胆道疾病－常见病－中成药－用药法 Ⅳ.①R286

中国版本图书馆 CIP 数据核字(2014)第 304373 号

**肝胆科分册**

| | | |
|---|---|---|
| 主　编 | 杨华升 | |
| 责任编辑 | 梁学超 | |
| 出版发行 | **华夏出版社** | |
| 经　销 | 新华书店 | |
| 印　刷 | 三河市少明印务有限公司 | |
| 装　订 | 三河市少明印务有限公司 | |
| 版　次 | 2015 年 10 月北京第 1 版 | |
| | 2015 年 10 月北京第 1 次印刷 | |
| 开　本 | 880×1230　 1/32 开 | |
| 印　张 | 7 | |
| 字　数 | 157 千字 | |
| 定　价 | 28.00 元 | |

**华夏出版社**　　地址:北京市东直门外香河园北里 4 号　　邮编:100028
网址:www.hxph.com.cn　　电话:（010）64663331（转）
若发现本版图书有印装质量问题，请与我社营销中心联系调换。